ÉTUDE MÉDICALE

SUR LA

STATION HIVERNALE

D'AMÉLIE-LES-BAINS

SUIVIE D'UN APPENDICE

HISTORIQUE ET TOPOGRAPHIQUE DE CETTE STATION

ET DE SES ENVIRONS

PAR

LE Dr ACHILLE BOUYER

ANCIEN INTERNE DES HOPITAUX DE PARIS,

Médecin Inspecteur des eaux de Cauterets.

DEUXIÈME ÉDITION.

AMÉLIE-LES-BAINS

CHARLES VIDAL

SEUL DÉPOSITAIRE.

1881

ÉTUDE MÉDICALE

SUR LA STATION HIVERNALE

D'AMÉLIE-LES-BAINS.

Perpignan. — Typographie Ch. LATROBE.

ÉTUDE MÉDICALE

SUR LA

STATION HIVERNALE

D'AMÉLIE-LES-BAINS

SUIVIE D'UN APPENDICE
HISTORIQUE ET TOPOGRAPHIQUE DE CETTE STATION
ET DE SES ENVIRONS

PAR

LE Dr ACHILLE BOUYER

ANCIEN INTERNE DES HÔPITAUX DE PARIS,
MEMBRE CORRESPONDANT DE LA SOCIÉTÉ DE MÉDECINE DE PARIS,
DE LA SOCIÉTÉ D'HYDROLOGIE DE PARIS,
DE LA SOCIÉTÉ DES SCIENCES MÉDICALES DE LYON, ETC.,
MÉDECIN INSPECTEUR DES EAUX DE CAUTERETS.

———

DEUXIÈME ÉDITION.

———

PARIS
LIBRAIRIE GERMER-BAILLIÈRE
17, Rue de l'École de Médecine, 17.
—
1881

AVANT-PROPOS.

Les thermes d'Amélie-les-Bains n'ont pris une place vraiment importante dans l'hydrologie thermale que depuis l'institution des saisons d'hiver. C'est à l'époque où Lallemant (de Montpellier) s'occupait de l'installation des thermes du Vernet, au point de vue des traitements d'hiver, que les docteurs Hermabessière et Pujade approprièrent leurs établissements d'Amélie sur le modèle de celui du Vernet. Ils eurent surtout en vue le traitement des affections des voies respiratoires. Non seulement ils créèrent des salles spéciales d'inhalations, mais encore ils cherchèrent à réaliser dans leurs établissements les conditions d'une inhalation faible et continue, soit en faisant communiquer largement les thermes avec les couloirs qui donnent accès aux chambres, soit au moyen de courants d'eau sulfureuse circulant dans des conduits en métal destinés au chauffage des appartements.

Les malades se trouvaient ainsi placés dans une sorte de climat artificiel ou plutôt dans une atmosphère uniformément chaude et imprégnée de vapeurs légèrement sulfureuses dont l'action devait aider puissamment les effets de la cure.

Ces heureuses conditions d'installation thermale jointes aux qualités spéciales d'un climat de montagne uniforme et tempéré produisirent, dès le début, des résultats excellents, qui commencèrent la vogue d'Amélie-les-Bains, comme station hivernale. Plus tard, l'État est venu pour ainsi dire sanctionner les avantages de cette station privilégiée en y créant un vaste établissement militaire qui fonctionne toute l'année. Depuis la création de l'hôpital, l'élan a été donné à la station : de nombreuses constructions se sont élevées ; le confort s'est introduit dans les deux établissements civils (¹) et les maisons meublées de la localité ; le village qui comptait naguère huit ou neuf cents habitants est devenu une petite ville naissante et le centre d'une colonie de malades et de valétudinaires qui viennent, à toutes les époques de l'année, demander leur guérison à son climat et à ses eaux.

L'avenir d'Amélie avait été pour ainsi dire entrevu par Anglada. C'est lui qui, le premier, avait parlé de la possibilité d'instituer des saisons d'hiver, et qui avait indiqué, dans son remarquable traité des eaux du Roussillon, toutes les améliorations qu'on pouvait introduire dans cette station thermale qu'il considérait comme l'une des mieux dotées des Pyrénées, tant sous le rapport de l'abondance et de la nature de ses eaux que de sa situation topographique qui en fait un séjour privilégié pour les malades pendant l'hiver.

(1) L'établissement Pujade a conservé le nom de son fondateur, tandis que l'établissement Hermabessière a pris le nom de Thermes Romains, depuis qu'il a été acheté par M. Isaac Péreire.

C'est donc au double point de vue du climat et des eaux que nous avons dû étudier cette station exceptionnelle, dans ce travail qui est destiné à faire connaître les nombreuses ressources qu'elle possède pour le traitement de certaines maladies chroniques.

Pour faire cette étude, nous avons exposé aussi succinctement que possible les résultats de nos recherches expérimentales et cliniques ; nous avons reproduit une partie de notre notice sur le climat d'Amélie ainsi que des extraits des mémoires que nous avons publiés sur les eaux de cette station.

ÉTUDE MÉDICALE

SUR LA STATION HIVERNALE

D'AMÉLIE-LES-BAINS.

PREMIÈRE PARTIE.

Du climat d'Amélie-les-Bains.

Amélie-les-Bains est situé à 38 kilomètres de Perpignan, sous le 42ᵉ degré de latitude, dans une partie de la vallée du Tech dirigée de l'ouest à l'est.

Qu'on se figure un vallon, véritable entonnoir irrégulier, assez semblable à un cirque, s'il n'était en partie coupé par une colline surmontée d'un fort et annexée en quelque sorte à la ceinture des montagnes du sud. Arrosé dans toute sa longueur par le Tech et son affluent le Mondony, ce vallon a pour limite au nord la colline de Montbolo, un des derniers étages du Canigou, et au sud une montagne assez élevée qui présente une coupure abrupte et pittoresque, au fond de laquelle coule le Mondony, qui se dirige du sud au nord-est,

C'est au pied de cette montagne et au point où elle se réunit à la colline du fort, que jaillissent toutes les eaux thermales. Enfin mentionnons, à l'est et à l'ouest, les deux ouvertures étroites et sinueuses qui continuent la vallée vers Céret et Arles. On conçoit quelle barrière ces montagnes opposent aux vents impétueux qui désolent si souvent les régions méditerranéennes Ainsi, le vent du nord-ouest, qui souffle avec une grande violence dans la plaine du Roussillon, et qui est en général très-froid et très-âpre, comme le mistral de la Provence, se fait à peine sentir dans le vallon d'Amélie, protégé par sa ceinture de hauteurs.

Le vent de nord-est ou vent marin est celui qui domine à Amélie; il vient du côté de Port-Vendres, en suivant la vallée du Tech, et se trouve en partie dépouillé de son humidité et de ses propriétés excitantes. Pendant l'été il rend les chaleurs plus supportables, et souvent, pendant l'hiver, il semble mitiger les couches d'air froid qui ont traversé les glaciers du Canigou. Il se fait sentir assez régulièrement de midi à quatre heures, et il est souvent remplacé dans la soirée par la brise de terre qui souffle dans la direction du sud-ouest. Les ouvertures que la Station présente au nord-est et au sud-ouest, et la faible distance qui la sépare de la mer (30 kilomètres en ligne directe), expliquent aisément la présence des vents réguliers à Amélie.

Le vent du sud ou vent d'Espagne règne plus souvent pendant l'été que pendant l'hiver; son souffle énervant et chaud fatigue quelquefois les malades.

Par suite de la configuration du pays, les girouettes subissent l'influence des vents réfléchis et pourraient induire en erreur ; mais les sensations particulières produites par les vents que nous venons de décrire suffisent souvent à les faire reconnaître.

Toutes les parties de la vallée ne sont pas également bien abritées ; la partie située au pied de la colline de Montbolo est entièrement à l'abri des vents du nord, nord-ouest et nord-est ; et, comme elle reçoit le soleil depuis son lever jusqu'à son coucher, elle constitue la promenade la plus recherchée pendant les jours froids de l'hiver [1].

La pluie est assez rare à Amélie. Si la statistique indique un nombre de jours de pluie relativement assez grand (71 jours par an), nous devons ajouter qu'ils sont très inégalement répartis dans les différents mois de l'année.

Ainsi la moyenne des jours de pluie est 11 pour l'hiver, 32 pour le printemps, 16 pour l'été et 12 pour l'automne [2].

L'époque des pluies commence au printemps et se prolonge quelquefois jusqu'au milieu de l'été. Les

(1) Cette partie de la vallée qu'on désigne sous le nom de petite Provence, et celle qui lui fait suite au-dessous du plateau dit de l'*Oratori*, présentent des conditions de température, d'exposition et d'abri bien supérieures aux autres parties de la station, Quoique éloignés des établissements thermaux et du centre du village, ces deux quartiers prendront, dans quelques années, une grande importance.

(2) La plupart des chiffres cités dans ce travail sont extraits du registre météorologique de l'hôpital militaire.

brouillards sont pour ainsi dire inconnus à Amélie; aussi l'atmosphère est toujours pure et exempte d'humidité, même après les fortes pluies ; cela tient à la nature du sol (granitique et calcaire) et surtout à sa déclivité, qui permet l'écoulement facile des eaux.

Les observations relatives à l'ozone nous montrent que les courbes ozonométriques sont à peu près parallèles aux courbes hygrométriques. Ce fait, déjà signalé pour d'autres localités, se présente à Amélie avec une telle constance, que je serais porté à en inférer une grande et utile régularité dans les conditions atmosphériques actuellement inconnues qui président à la formation de l'ozone, et, dans tous les cas, une constitution climatérique régulière et hygiénique.

La colonne barométrique oscille ordinairement entre 738^{mm} et 746^{mm} ; sa hauteur moyenne est 742^{mm},51. Outre ses variations diurnes, qui sont identiques dans nos montagnes et dans la plaine, le baromètre présente des oscillations accidentelles généralement assez limitées. Ses abaissements coïncident avec le vent du sud, et surtout avec l'approche des orages pendant l'été ; il se tient, au contraire, toujours élevé par les vents du nord-ouest et nord-est.

Occupons-nous maintenant de l'élément qui joue le plus grand rôle dans la détermination du climat, c'est-à-dire de la température.

Les qualités du climat d'Amelie sont attestées non-seulement par les moyennes thermométriques, mais encore et surtout par la nature de sa végétation.

Si on ne voit pas à Amélie, comme en Provence, des champs d'orangers et de citronniers, cela tient à ce que le thermomètre y descend plus bas, la nuit, que sur les bords de la Méditerranée ; mais nous devons ajouter que la température y est au moins aussi élevée, dans la journée, que dans la plupart des stations du littoral méditerranéen, ainsi qu'on peut le constater en comparant les moyennes de température.

On trouve cependant à Amélie quelques orangers et citronniers en pleine terre, mais dans des expositions exceptionnelles et choisies. On remarque également, dans quelques jardins, des palmiers, des cactus et de magnifiques Eucalyptus.

La flore des environs immédiats d'Amélie offre les caractères bien connus de la flore méditerranéenne. Les labiées (lavandes, thyms, romarin), le lentisque, le smilax ou salsepareille, de nombreuses espèces de cistes et de composées remplissent les friches ou garrigues, tandis que l'olivier et le figuier prospèrent dans les terrains cultivés. Le long des chemins se montrent l'agave, appelé vulgairement aloes, et cette espèce de cactus connue sous le nom de semelle-du-Pape. Sur les murs et les rochers humides, le capillaire de Montpellier étale son élégant feuillage. Çà et là on voit le cyprès, le laurier d'Apollon et le laurier-cerise.

La principale essence forestière est constituée par le chêne-vert ; dans les environs, on trouve des plantations de micocouliers, des forêts de châtaigniers et quelques bois de chêne-liège.

Ce n'est qu'en remontant la vallée du Tech et en s'élevant de plusieurs centaines de mètres que l'on voit les caractères de cette flore se modifier et faire place peu à peu à ceux de la flore pyrénéenne proprement dite.

La température moyenne annuelle d'Amélie est 15°,71 ; celle de l'hiver 8°,2 ; celle du printemps 15°,1 ; celle de l'été 24°,3 et celle de l'automne 16°,1.

Les saisons présentent, comme dans les climats doux, des variations graduelles et généralement assez constantes. L'automne et l'hiver sont surtout remarquables par la douceur et la régularité de la température.

La transition entre l'été et l'automne s'accompagne ordinairement de pluies d'orage, qui amènent la cessation des fortes chaleurs. Elles se font sentir quelquefois jusqu'au 1er, et plus rarement jusqu'au 15 septembre. A partir de cette époque la température se refroidit graduellement. Des séries de beaux jours, rarement interrompues par de courtes pluies, caractérisent l'automne, qui se prolonge souvent jusqu'au 1er décembre. A ce moment, l'hiver se prononce de plus en plus ; il est précédé, non, comme dans la plupart des pays, par des changements brusques de température, mais quelquefois par un ou deux jours de pluie.

Un caractère distinctif des journées d'hiver, c'est la grande différence qui existe entre la température du milieu du jour et celle du matin et du soir. Aussi est-il très-important de distinguer, au point de vue des malades, la journée médicale, qui commence à onze heures et finit à trois heures, de la journée proprement dite. Cette partie du jour, seule propice aux promenades en plein air, donne généralement des températures assez élevées, même pendant les mois réputés les plus froids de l'année. Ainsi, bien que le thermomètre descende fréquemment, au cœur de l'hiver et dans la nuit ou dans la matinée, à $+$ 5°, 4°, 3°, et rarement à 0°, — 1°, — 2°, — 3°, il s'élève le plus souvent, pendant la durée du jour médical, à 10° et même à 12°.

Il est important de recommander aux malades de rentrer avant le coucher du soleil.

A ce moment, on éprouve une sensation subite de froid humide qui contraste avec la température du milieu du jour. Ce phénomène s'explique par le rayonnement du sol et par le refroidissement des couches inférieures de l'air qui rend plus sensible la vapeur d'eau qu'il contient. Lorsque la nuit a succédé au crépuscule, l'air paraît moins froid ; c'est une conséquence de l'équilibre de température qui s'est établi entre l'air et le sol, et du changement de direction du vent qui, du nord-est, tourne généralement au sud-ouest.

Les mois de décembre, janvier et février sont ordinairement très-beaux Si l'on observe pendant ces mois quelques journées pluvieuses ou présentant des variations atmosphériques, elles sont peu nombreuses et largement compensées par de longues séries de beaux jours. D'ailleurs, même pendant ces journées exceptionnelles, il est rare que le temps ne s'adoucisse pas vers midi, et ne permette une promenade de deux ou trois heures à la plupart des malades.

Si l'automne et l'hiver sont des saisons privilégiées sous le rapport de la régularité des conditions météorologiques, le printemps présente, au contraire, de grandes vicissitudes atmosphériques. Il s'annonce habituellement par des changements brusques de température, par des pluies et des vents qui tournent fréquemment du nord au sud. Cette période de mauvais temps, qui commence quelquefois à la fin de février ou dans les premiers jours de mars, coïncide plus souvent avec l'équinoxe du printemps, et doit être considérée comme l'hiver d'Amélie. Sa durée moyenne est de vingt à vingt-cinq jours. Elle n'est pas plus rigoureuse que dans les autres pays, mais elle contraste, à Amélie, avec les longues périodes de beau temps qui caractérisent l'automne et l'hiver.

Avril et mai sont les mois qui donnent le plus grand nombre de jours pluvieux. Du reste, ces pluies, qui se reproduisent quelquefois jusqu'au 15 juin, ont l'avantage de retarder l'apparition des fortes chaleurs. Elles se renouvellent fréquemment et sont de courte durée.

C'est vers le 15 juin que commence ordinairement l'été, caractérisé par des chaleurs intenses et l'absence complète de pluies. Bien que le thermomètre oscille dans la journée entre 27 et 32° C, les chaleurs ne sont pas aussi fortes qu'on pourrait le supposer en examinant la configuration du pays. On ressent presque tous les jours, à partir de midi, la brise de mer, qui rend la chaleur très-supportable. Exceptons cependant quelques rares journées où le soleil est obscurci par de gros nuages fortement électrisés Ces nuages, qui planent au-dessus de la vallée et sont ensuite attirés par les pics les plus élevés, augmentent la tension électrique de l'atmosphère et produisent chez certaines personnes des lassitudes générales, de la céphalalgie et des douleurs vagues dans les membres. Tous ces troubles disparaissent promptement dès que ces nuages se sont dissipés. On peut expliquer la rareté des orages, à Amélie, par l'éloignement des pics élevés et par le déboisement et l'aridité des montagnes voisines. Quand ils éclatent, ils ne produisent jamais ces effets à la fois grandioses et effrayants qu'on observe dans les hautes vallées de la chaîne des Pyrénées.

Nous voyons donc qu'on peut diviser, au point de vue médical, l'année en deux saisons :

1º La saison d'été, du mois de juin au mois d'octobre ;

2º La saison d'hiver, du mois d'octobre au mois de juin.

Ces deux grandes saisons, par l'influence qu'elles exercent sur les maladies et sur les effets du traitement thermal, répondent à deux ordres distincts d'indications thérapeutiques.

La saison d'été doit être réservée aux affections qui exigent un traitement thermal énergique et une excitation très-vive du côté de la peau. Ces affections sont : le rhumatisme simple, les maladies cutanées, la syphilis, la bronchite chronique simple et les vieilles blessures.

L'hiver, au contraire, convient aux affections qui demandent une excitation modérée du côté de la peau, une température moyenne et égale, et une atmosphère dépourvue d'humidité : ce sont les affections rhumatismales diathésiques et les principales affections de poitrine, phthisie, bronchite avec emphysème, asthme, etc.

La faible altitude de la station (235^m) est importante à signaler au point de vue des affections de poitrine. Si l'air est un peu moins dense que dans la plaine, il est relativement plus oxygéné. Les malades atteints d'asthme ou d'autres affections de poitrine n'éprouvent pas cette gêne et cette sur-activité de la respiration dont ils se plaignent dans les lieux élevés, et les stagnations atmosphériques n'y sont pas à craindre comme dans les basses vallées. L'air y est pur, vivifiant, imprégné des émanations des plantes de montagnes et doué de qualités modérément excitantes. Il stimule l'appétit, facilite la digestion et favorise la transpiration sans l'exagérer. L'ensemble de tous ces effets se traduit par une action tonique et reconstituante. Aussi le climat d'Amélie convient spécialement aux enfants délicats, faibles de constitution, aux anémiques, aux personnes lymphatiques épuisées par les manifestations de la diathèse rhumatismale ou de la diathèse goutteuse, etc.; mais il doit être interdit aux malades trop nerveux ou trop sanguins, c'est-à-dire aux sujets qui ne peuvent supporter une légère excitation.

Les phthisiques trouvent à Amélie des conditions d'air et de lumière très-favorables à leur maladie. Le climat exerce, en effet, dans la phthisie, une influence très-grande sur l'état général, et consécutivement sur l'état local. Cette action peut se décomposer en action préventive, curative et adjuvante. L'action préventive s'exerce non-seulement sur les sujets prédisposés à la phthsie, mais encore chez ceux qui ont subi les atteintes de cette cruelle maladie. De meilleures conditions d'aération et de climat leur épargnent les accidents dus aux vicissitudes atmosphériques des pays froids et humides.

Le froid et l'humidité sont, on le sait, les agents extérieurs qui dépriment le plus les principales fonctions de l'économie, et notamment l'organe de la respiration, sur lequel ils exercent une action locale directe et une action générale par l'intermédiaire de la peau.

Un séjour dans un climat doux et uniforme, la possibilité de s'y livrer presque tous les jours à l'exercice de la promenade en plein air, sous un soleil assez ardent, sont des conditions avantageuses et bien suffisantes pour modifier les principales fonctions et par suite la nutrition générale. Toutes ces conditions, qu'on trouve réunies à Amélie, favorisent la transpiration cutanée, facilitent la digestion et activent la circulation.

Le système musculaire y trouve une augmentation d'activité qui relève le ton de la fibre. En somme, tous les systèmes et toutes les fonctions de l'économie ressentent une influence favorable du climat ; aussi n'est-il pas rare d'observer de véritables résurrections dues à l'action seule de ce modificateur. On voit quelquefois des phthisiques dont l'état général est profondément détérioré, mais dont la lésion pulmonaire est très-limitée, se relever rapidement et revenir en quelque sorte à la vie. L'influence climatérique est d'autant plus grande, on le conçoit, que la maladie est plus rapprochée du début. Son action sur la phthisie arrivée à la troisième période, quoique restreinte, est encore très-manifeste. En effet, bien des malades qui ne résisteraient ni à certains froids ni à certaines vicissitudes atmosphériques, trouvent dans ce changement de climat des conditions qui arrêtent momentanément la marche de la maladie et aident à prolonger leur vie.

Les formes de phthisie qui se trouvent le mieux du séjour d'Amélie, sont les formes torpides et les formes catarrhales ; on ne doit pas y envoyer les phthisies à forme sèche, se compliquant fréquemment d'éréthisme nerveux ou sanguin.

L'action curative s'exerce, comme nous l'avons dit, d'abord sur l'état général, et consécutivement sur l'état local. En effet l'organisme, se trouvant dans de meilleures conditions, entretient un fonctionnement plus actif de la peau, qui favorise la résolution des congestions pulmonaires, diminue la sécrétion des bronches et tend à limiter la lésion. Dès lors les alternatives d'amélioration et d'aggravation deviennent de plus en plus rares et moins marquées ; à leur place on voit s'établir un temps d'arrêt définitif qui présage la guérison.

« Certains phthisiques, dit M. Lambron, se trouvent si merveilleusement bien du climat d'Amélie, qu'on est porté à croire qu'il y a dans l'air quelque chose de spécialement curatif, qu'il est doué d'une *revivification* toute particulière, comme on voit l'air d'autres localités favoriser au contraire le développement ou la marche de cette cruelle maladie. »

En résumé : Amélie, par sa situation et par les qualités de son atmosphère, tient le milieu entre les stations du littoral (actaiques) et les stations continentales.

Le climat d'Amélie présente pendant l'hiver des variations de température moins brusques et moins fréquentes que dans la plupart des stations méditerranéennes ; en outre, il est remarquable par une température quotidienne douce et assez uniforme, par l'absence d'humidité et de vent mistral froid.

Non seulement le climat d'Amélie permet d'instituer le traitement thermal à une époque de l'année où les malades ne pourraient le subir dans d'autres stations sans s'exposer à des rhumes, à des refroidissements ou à des reprises d'acuité, mais encore il aide puissamment l'action de la médication sulfureuse ; ses effets se combinent avec ceux du traitement pour remonter une constitution affaiblie, favoriser la transpiration cutanée, et finalement pour résoudre les congestions pulmonaires et en prévenir le développement.

Conseils aux malades qui se rendent à Amélie. — Des précautions que comporte le climat du Midi.

Les malades qui n'ont habité que le Nord se font généralement une fausse idée du climat méridional, et quittent leur pays avec l'espoir de trouver dans la localité qu'ils ont choisie ou qu'on leur a désignée, un printemps perpétuel. Aussi éprouvent-ils de grandes déceptions lorsqu'ils y arrivent par une journée de pluie ou de vent, et lorsqu'ils sont forcés de subir dans le courant de l'hiver de courtes séries de mauvais temps. Il est donc utile de les prévenir qu'il n'existe pas de climat irréprochable, et que le Midi a des inconvénients qu'il importe de bien connaître, afin de pouvoir les éviter et de retirer de son séjour tous les avantages qu'on peut en attendre.

Outre les variations accidentelles de température, qui sont plus ou moins fréquentes suivant les localités, il existe dans tous les pays méridionaux des variations quotidiennes qui se montrent régulièrement au lever et au coucher du soleil. Ces oscillations thermométriques sont d'autant plus marquées que le ciel est plus pur et le soleil plus ardent. On constate quelquefois une différence de 6 ou 7 degrés entre les températures du matin et du soir et celle du milieu du jour. C'est pour cette raison qu'on ne peut conseiller la promenade au grand air, à la plupart des malades, que dans la période de temps comprise entre 11 heures et 3 heures, qu'on désigne sous le nom de journée médicale[1].

Il va sans dire qu'ils doivent s'abstenir de toute sortie pendant les journées de pluie et de grand vent ; mais toutes les fois que le ciel est pur et l'air limpide, ils peuvent se livrer à l'exercice de la promenade, quelle que soit la température extérieure, pourvu qu'ils ne dépassent point les limites de la journée médicale et qu'ils observent toutes les précautions que comporte le passage du soleil à l'ombre. Il est en effet bon de savoir que, dans ces latitudes méridionales, le soleil est souvent très-chaud, même au cœur de l'hiver, et qu'il produit dans les point abrités des températures bien supérieures à celles qu'on observe à l'ombre. De grandes précautions sont donc indispensables pour les malades qui stationnent de préférence dans ces abris. Ils doivent se garantir la tête des ardeurs du soleil, et se débarrasser d'une partie de leurs vêtements pendant tout le temps qu'ils y séjournent, afin d'éviter les inconvénients d'une forte insolation, et de prévenir le refroidissement auquel on s'expose en passant brusquement du soleil à l'ombre.

*
* *

(1) La durée de la journée médicale varie suivant la saison. Elle est de quatre heures pendant les jours les plus courts de l'année.

L'époque d'arrivée dans le Midi, l'époque du retour dans le Nord, et la manière d'effectuer les voyages, sont des questions très importantes et sur lesquelles les malades ont besoin d'être bien fixés, car leur solution plus ou moins bien comprise peut influer beaucoup sur les résultats qu'ils retirent de leur séjour dans les stations hivernales.

L'époque de l'arrivée dans le Midi varie nécessairement suivant les pays que les malades habitent. D'une façon générale, on doit conseiller aux personnes atteintes d'affections de poitrine, de quitter les pays du Nord dans la première quinzaine d'octobre, afin de leur faire éviter la transition plus ou moins brusque de l'été à l'automne. On voit en effet, tous les ans, les premiers froids et les premières brumes de l'automne amener de fréquentes recrudescences dans les affections de poitrine. — Malheureusement, bon nombre de malades ont de la peine à quitter leur pays avant que l'hiver se soit prononcé ; ce n'est que lorsqu'ils sont en proie à des accidents ou sous le coup d'une rechute, qu'ils se décident à partir pour le Midi. Ils se trouvent alors dans de mauvaises conditions pour voyager, et subissent presque toujours, à leur arrivée ou quelques jours après, lorsque la surexcitation produite par le voyage s'est dissipée, le contre-coup des fatigues de la route. J'observe, en effet, fréquemment, à Amélie, les conséquences fâcheuses de ces voyages intempestifs et trop précipités. — A ces deux causes viennent s'ajouter les inconvénients d'un changement radical de climat ; car l'économie, comme le fait remarquer M. le professeur Fonssagrives, « ne s'accommode de rien de brusque, de rien de heurté, et l'abandon de conditions hygiéniques défavorables pour des conditions hygiéniques meilleures exerce quelquefois, au moins momentanément, une action fâcheuse sur la santé. » Du reste, l'influence nuisible d'un changement brusque du climat, qui se fait sentir habituellement chez des gens bien portants, doit exister à plus forte raison pour des gens faibles ou malades.

Le Dr Bennet, qui s'est occupé tout particulièrement de cette question, a montré tous les inconvénients qui pouvaient résulter du transport rapide des personnes qui se rendent de l'Angleterre dans le Midi de la France, et réciproquement. Il conseille à ces malades de voyager lentement et par étapes, afin de se ménager des transitions climatériques.

L'époque du départ présente une importance plus grande encore que celle de l'arrivée. Les malades ne doivent pas revenir dans le Nord avant la fin du printemps, s'ils ne veulent pas compromettre en peu de temps l'amélioration qu'ils ont obtenue par un séjour de plusieurs mois dans le Midi. Le printemps est en effet, dans bien des pays, la plus mauvaise saison de l'année et la plus féconde en maladies des voies respiratoires. Les personnes qui retournent dans le Nord à cette époque sont d'autant plus exposées à des rechutes sérieuses qu'elles viennent d'un climat plus doux. Je sais bien qu'il est peu de stations où le commencement du printemps ne fasse sentir plus ou moins sa fâcheuse influence ; mais, quelles que soient les conditions atmosphériques du Midi, à cette époque, elles sont toujours moins mauvaises que dans le Nord. Il est donc préférable d'engager les malades à rester dans la station qu'ils ont choisie et à redoubler de précautions, plutôt que de leur conseiller un déplacement qui les exposerait à de nouvelles fatigues et à des conditions atmosphériques peut-être plus défavorables que celles qu'ils avaient l'intention de fuir.

I. En résumé, les malades doivent se rendre dans le Midi dans la première quinzaine d'octobre et ne doivent revenir dans le Nord que dans le courant ou à la fin du mois de mai.

II. Le moment le plus favorable pour le voyage doit coïncider avec les périodes stationnaires ou les périodes d'amélioration de la maladie.

III. Les voyages d'aller et de retour doivent s'effectuer lentement et avec ménagement, afin d'éviter les inconvénients d'un changement brusque de climat.

Ces règles, on le conçoit, n'ont rien d'absolu ; elles peuvent varier suivant la forme de la maladie, la distance à parcourir, et suivant la différence de climat qui existe entre le pays que le malade habite et la résidence hivernale qu'il a choisie.

*
* *

Pour s'installer dans les conditions les plus favorables, les malades doivent, en arrivant dans la station où ils comptent passer l'hiver, prendre connaissance des lieux, ou mieux s'adresser à un médecin pour connaître les motifs qui peuvent les guider dans le choix d'une habitation. On se préoccupe trop généralement de l'exposition solaire et pas assez de l'exposition de la maison à tel ou tel vent, de sa situation dans tel ou tel quartier, de la proximité d'une rivière, etc. ; conditions qui, toutes, exercent une grande influence sur la température intérieure des appartements. L'exposition en plein midi, que les malades recherchent de préférence à toute autre, a l'inconvénient de produire une grande différence de température entre les pièces situées au midi et celles du nord, et partant d'obliger les malades à beaucoup de précautions pour passer d'une moitié de l'appartement dans l'autre. C'est pour ce motif que les maisons orientées de l'est à l'ouest, et surtout celles qui reçoivent le soleil sous trois côtés, devraient le plus souvent obtenir la préférence sur celles qui n'ont que les deux expositions sud et nord. Du reste, pourquoi rechercher exclusivement les expositions en plein midi, puisque c'est précisément de midi à trois heures, c'est-à-dire pendant que le soleil pénètre dans les appartements, que les malades se livrent à l'exercice de la promenade.

*
* *

Les personnes qui se rendent pour la première fois dans les stations hivernales, sont tentées de n'emporter que des vêtements légers. Il est donc utile de les prévenir que, dans le Midi, il y a quelquefois, dans le cours de l'hiver, des journées assez froides pour exiger l'usage des vêtements d'hiver ; ces vêtements sont, du reste, indispensables pour lutter contre les variations accidentelles de température et contre les variations régulières du matin et du soir. Les malades doivent, en outre, emporter des paletots ou pardessus, c'est-à-dire des vêtements amovibles, faciles à enlever et à remettre, pour éviter l'inconvénient des transitions de température qu'on subit en passant du soleil à l'ombre, et réciproquement. Les personnes qui n'observent pas toutes les précautions qu'exige le climat du Midi, s'enrhument avec la plus grande facilité et apprennent souvent à leurs dépens l'importance de ces préceptes hygiéniques, car les refroidissements sont d'autant plus à craindre dans les pays méridionaux, que les fonctions de la peau et du foie y prennent une activité plus grande. Aussi est-ce pour éviter le danger de la suppression brusque de la transpiration cutanée, que les habitants du Midi se gardent bien de quitter les vêtements de laine, qu'ils portent en toute saison.

*
* *

Dès le premier jour de leur arrivée, bien des malades se sentent dispos et semblent éprouver, sous l'influence du changement de climat et de l'excitation produite par le voyage, une augmentation apparente de forces qui les pousse à commettre des imprudences. Il est souvent utile de leur recommander de maîtriser leur désir de visiter le pays, et de ne point faire de sorties capables d'excéder leurs forces.

Pour le choix des promenades, ils se guideront habituellement sur l'état du ciel et la direction du vent. Toutes les fois que le temps est incertain, ils ne doivent pas tenter de longues promenades. En général, ils doivent observer, comme nous l'avons dit, les limites de la journée médicale, de onze heures à trois heures. Cependant nous conseillons quelquefois, excepté pendant les jours les plus courts de l'année, les promenades du matin à partir de neuf heures et demie, pour stimuler l'appétit des malades. Nous avons, en effet, souvent observé qu'à Amélie, pendant certaines périodes, les matinées sont plus propices à la promenade que les après-midi. Le ciel est souvent très pur le matin et l'atmosphère très calme, tandis qu'à partir de midi ou une heure, le ciel devient quelquefois nuageux et les vents d'est et de nord-est rendent certains lieux de promenade peu accessibles.

Les excursions dans les montagnes offrent de grands inconvénients pour les personnes atteintes d'affections de poitrine. Ces ascensions excitent le système circulatoire, accélèrent la respiration, et partant favorisent le développement d'une congestion pulmonaire ou d'une hémoptysie ; elles ont de plus l'inconvénient de faire subir aux malades des températures variables, et de les exposer aux courants d'air, qui sont si communs dans les montagnes.

Quant aux promenades à cheval et en voiture découverte, elles ne peuvent être permises que lorsque le ciel est pur et l'air très-calme. Les malades qui présentent une grande susceptibilité du côté de la gorge et des organes respiratoires, devraient toujours s'en abstenir, pour éviter le courant d'air auquel ils peuvent être exposés, soit en allant, soit en revenant, et surtout lorsque le soleil s'abaisse à l'horizon.

*
* *

Nous venons d'insister à dessein sur l'utilité, pour les malades, de connaître à fond toutes les imperfections du climat méridional, afin de leur indiquer toutes les précautions auxquelles ils doivent s'astreindre pour neutraliser leur fâcheuse influence. C'est avec beaucoup de raison que M. le professeur Fonssagrives a pu dire : « Le profit que l'on retire d'une station hivernale dépend *un peu* de ses qualités climatériques, et *beaucoup* de la façon intelligente dont on les utilise. »

Outre les préceptes hygiéniques, relatifs au climat, que nous venons de passer en revue, il en est d'autres qui sont du domaine de l'hygiène proprement dite, que les malades ne doivent pas enfreindre. Ils doivent apporter la plus grande régularité dans les heures des repas, du lever et du coucher, etc. Et à ce sujet, nous ne saurions trop nous élever contre l'abus des veilles, que certains malades ont de la tendance à commettre pour se livrer aux plaisirs du monde, dans les longues soirées d'hiver. Tous les ans nous sommes appelé à constater des accidents (hémoptysie, recrudescence de bronchite, etc.) chez les personnes qui, oubliant leur état valétudinaire, se livrent à la danse et prolongent leur soirée jusqu'à une heure avancée de la nuit. Outre les dangers de la fatigue physique, ces réunions du monde ont le grand inconvénient d'exposer les malades à des sorties du soir et de leur faire respirer un air vicié par l'éclairage et l'encombrement. Ce qui, malheureusement, vient donner quelquefois une fausse sécurité aux malades, c'est qu'il éprouvent une sensation de bien-être sous l'influence de l'excitation de la danse et de la distraction, et que souvent les accidents ne se montrent que quelques jours après. Je sais bien qu'il est difficile de priver les malades de tout plaisir et que beaucoup sont disposés à dire, avec Larochefoucauld : « C'est une ennuyeuse maladie, que de conserver sa santé par un trop grand régime ; » mais il faut autant que possible qu'ils s'y soumettent, s'ils ne veulent pas s'exposer à ne retirer aucun bénéfice d'un voyage long et dispendieux et qui, pour certaines personnes, est un véritable exil.

Choix d'une saison thermale à Amélie.

Il n'y a pas à Amélie, comme dans les autres stations thermales, de saison officielle ou spéciale pour faire usage des eaux, puisque nous avons vu que le climat de

cette localité permettait d'y instituer le traitement thermal à toutes les époques de l'année. Cependant les
conditions climatériques de chaque saison exercent une
si grande influence sur les maladies et sur les effets de
la médication thermale, qu'il importe de distinguer
les époques qui conviennent le mieux à telle ou telle
affection.

En étudiant le climat d'Amélie, nous avons divisé
l'année, au point de vue médical, en deux grandes
saisons : la saison d'hiver, du 1er octobre au 1er juin, et
la saison d'été, du 1er juin au 1er octobre.

Étudions en quelques lignes les avantages et les
inconvénients que présentent ces deux grandes saisons
au point de vue du traitement thermal, afin d'en déduire
les spécialités thérapeutiques auxquelles elles peuvent
répondre.

SAISON D'HIVER.

La saison d'hiver convient éminemment au traitement
de la plupart des affections de poitrine (bronchite chronique, asthme, phthisie, etc.); ses principaux avantages
peuvent se résumer ainsi : douceur de la température,
régularité des conditions atmosphériques, absence de
brouillards, rareté des pluies, air tonique et légèrement
excitant, etc.

Cette grande saison, qui se compose de huit mois,
comprend l'automne, l'hiver proprement dit et le printemps.

Pendant l'automne (octobre et novembre), les affections de poitrine trouvent dans les qualités climatériques de la station un précieux adjuvant du traitement thermal. C'est, en effet, surtout dans cette saison qu'on observe la douceur et la régularité de la température qui caractérisent le climat d'Amélie. Nous devons cependant faire observer que cette saison ne peut convenir qu'aux personnes qui doivent passer le reste de l'hiver à Amélie ou dans le Midi. Il y aurait, on le comprend, un véritable danger pour les malades atteints d'affections de poitrine, qui viennent de subir un traitement thermal, à retourner dans le Nord à cette époque, car ils s'exposeraient à un changement brusque de climat qui pourrait leur être d'autant plus préjudiciable que le traitement sulfureux active les fonctions de la peau et la rend par conséquent plus impressionable. Cette remarque peut s'appliquer également au traitement des affections rhumatismales dans cette saison.

Pendant l'hiver (décembre, janvier et février), le traitement thermal exige beaucoup de précautions , parce que, à cette époque, les journées étant plus courtes et la température moins élevée, on ne peut soumettre les malades à une balnéation aussi fréquente et aussi active que dans les mois précédents. Aussi, le plus souvent, on limite le traitement thermal des affections de poitrine aux inhalations, à la boisson et aux douches révulsives. Néanmoins on obtient tous les ans d'excellents résultats dans les trois mois d'hiver, pourvu que le traitement soit sagement conduit.

La saison du printemps (avril et mai) me paraît appelée à un grand avenir à Amélie.

J'excepte avec intention de cette saison la période de mauvais temps, qui se montre habituellement en mars, vers l'équinoxe, et que nous avons considérée comme l'hivernage d'Amélie.

Cette saison présente le grand avantage de faire gagner un temps précieux aux malades qui ne veulent ou ne peuvent pas attendre l'ouverture des autres établissements d'eaux sulfureuses.

En outre, comme le fait remarquer M. le professeur Lallemand, le printemps est la saison la plus favorable à la convalescence, et les malades qui ont suivi un traitement thermal à cette époque ont ensuite tout l'été pour compléter leur rétablissement chez eux, au milieu de leur famille, de leurs amis ; tandis que quand ils vont aux eaux en été, suivant l'usage antique et solennel, ils ne peuvent entrer en convalescence qu'en automne, et retombent nécessairement, en hiver, sous l'influence des causes qui ont amené le développement de leur maladie.

Les saisons d'hiver ne sont pas exclusivement réservées au traitement des affections de poitrine ; elles peuvent également convenir au rhumatisme franchement chronique (sans trace d'acuité ou de sub-acuité), aux anémies, aux affections scrofuleuses, etc., en un mot à toutes les affections qui demandent une excitation modérée du côté de la peau et un climat doux, uniforme, tonique et légèrement excitant.

SAISON D'ÉTÉ.

La température habituellement élevée qui règne dans cette saison, la fréquence des temps orageux avec tension électrique très grande de l'atmosphère, la fréquence des vents d'Espagne ou du Sud, contre-indiquent d'une façon générale l'application du traitement thermal aux affections de poitrine. Les bronchites chroniques de nature herpétique ou scrofuleuse peuvent seules faire exception à cette règle.

La saison d'été doit être réservée, comme nous l'avons dit, aux affections qui exigent un traitement thermal énergique et une excitation vive du côté de la peau : ce sont les affections rhumatismales, les affections scrofuleuses , les affections syphilitiques et les affections chirurgicales (plaies, blessures, ulcères, etc.).

Les dyspeptiques et les personnes sujettes à des dérangements intestinaux doivent préférer les saisons d'hiver aux saisons d'été, parce qu'elles supportent difficilement les eaux en boisson pendant la période des grandes chaleurs.

DEUXIÈME PARTIE.

—

DES EAUX D'AMÉLIE-LES-BAINS.

———

Caractères généraux des Eaux d'Amélie.

Comme la plupart des eaux sulfureuses des Pyrénées, les eaux d'Amélie sont à base de sulfure de sodium et appartiennent par conséquent à la classe des sulfurées sodiques ou naturelles. Elles sont caractérisées par une thermalité élevée, une sulfuration moyenne, une alcalinité très-prononcée, et enfin par une altérabilité très-grande.

Les sources qui les fournissent sont si nombreuses et abondantes que quelques-unes d'entre elles sont journellement utilisées pour l'arrosage et pour les usages domestiques.

C'est au pied de la montagne connue dans le pays sous le nom de *serrat d'en Merle*, et dans un espace très-circonscrit, que sourdent toutes ces eaux thermales. Cette montagne qui est composée de roches granitiques porphyroïdes très-riches en feldspath, forme la limite

Sud-Ouest du vallon d'Amélie. Elle est en contact, au Nord, avec des schistes argileux et talqueux du terrain de transition dirigés de l'Est à l'Ouest, c'est-à-dire dans le même sens que la montagne granitique. Ce sont ces schistes qui constituent le monticule sur lequel est construit le fort d'Amélie, et qui est séparé de la montagne du *serrat d'en Merle* par le ravin du *correch d'en Bataille.*

Toutes les sources sont groupées sur un très-petit espace, ce qui peut faire supposer qu'elles émanent d'un même bassin souterrain. En effet, l'étude des circonstances qui les entourent, de leur composition, de leur situation, etc., semble démontrer qu'elles ont une origine commune.

Les différences qu'elles présentent consistent dans quelques degrés de température ou dans de faibles quantités de sulfure de sodium. —Ces différences tiennent aux sinuosités qu'elles décrivent et aux obstacles qu'elles rencontrent avant d'arriver à la surface du sol.

Propriétés physiques.

Les eaux prises à leur source sont limpides et incolores, mais elles perdent leur transparence quand on les examine en masse (dans les piscines) et quelque temps après leur sortie du griffon. Elles prennent alors une coloration bleuâtre bien différente de la teinte blanche qui caractérise certaines eaux de Luchon. Cette coloration est produite par un léger dépôt de soufre en nature dû à l'action de l'air sur ces eaux.

Elles ont une odeur d'œufs couvés très-manifeste qui augmente par l'exposition à l'air et qui disparaît au bout d'un certain temps. De même, leur saveur qui est d'abord peu prononcée devient ensuite franchement hépatique et disparaît en même temps que l'odeur.

Leur densité est un peu plus grande que celle de l'eau distillée

Leur température varie suivant les sources de 36 à 64 degrés centigrades.

Quand on recueille une certaine quantité d'eau dans un vase transparent, on voit s'élever de la masse du liquide des bulles de gaz qui sont formées principalement par de l'azote. Ce phénomène peut également s'observer au niveau des griffons des sources qui ne sont point captées.

Toutes ces eaux ont une certaine onctuosité due à la présence des sels alcalins et des matières organiques.

Propriétés Chimiques.

Les eaux d'Amélie, comparées aux autres eaux sulfureuses des Pyrénées, présentent une minéralisation moyenne. On peut évaluer à 0,30 ou 0,35 centigrammes la quantité de substances minérales qu'elles contiennent par litre. Comme toutes les eaux qui forment le groupe des eaux du Canigou, elles ont une réaction alcaline très-prononcée. Leur alcalinité est due au sulfure de sodium ainsi qu'à la soude qui s'y trouve en certaine quantité, mais à l'état de combinaison.

L'analyse nous montre que ces eaux contiennent trois sortes de matières : .

A, des matières inorganiques ou salines ;

B, des matières organiques ;

C, des gaz.

A. — Les matières inorganiques sont :

1° *Soufre*. On admet généralement que le soufre se trouve dans nos eaux à l'état de monosulfure de sodium[1] ; c'est ce principe qui sert à les caractériser, parce qu'il a une importance thérapeutique très grande, comparée à celle des autres substances qui entrent dans leur constitution. La quantité de sulfure de sodium varie selon les sources, de 0,0088 à 0,013, par litre ;

2° *Chlorure de sodium*. Cette substance se trouve dans les eaux en quantité assez grande ;

3° *Sulfates*. Ces sels sont en quantité très faible ;

(1) Cette opinion a été très-combattue par M. Béchamp qui a été amené à conclure, d'après ses dernières expériences, que la plupart des eaux sulfureuses contenaient de la soude caustique libre et de l'hydrogène sulfuré également libre — Dans ces derniers temps, M. Garrigou a repris l'opinion de Fontan qui considérait les eaux sulfureuses comme renfermant des sulfhydrates de sulfure.

4º *Carbonates*. On en trouve une quantité assez notable ;

5º *Soude*. Elle se trouve dans les eaux à l'état de silicate, de carbonate ou de sulfate ;

6º *Chaux et magnésie,— alumine et oxyde de fer.* Toutes ces bases y sont en quantité peu appréciable ;

7º *Lithine.* On en trouve des traces, comme dans toutes les eaux qui émergent des terrains granitiques ;

8º *Silice et Silicates.* Anglada avait signalé la présence de la silice dans ces eaux à l'état libre ; M. Poggiale l'a toujours trouvée à l'état de combinaison.

Elle y est en quantité assez grande pour qu'on ait pu baser sur sa présence une théorie de leur dégénérescence.

B. *Matières organiques.*

Quand on examine les eaux d'Amélie à leur point d'émergence ou à leur sortie des tuyaux, en un mot dans tous les points où elles subissent le contact de l'air, on remarque qu'elles laissent déposer dans leur trajet deux sortes de substances : l'une blanche ou grise, onctueuse au toucher, d'un aspect homogène et d'une consistance assez molle, et l'autre filamenteuse organisée, arborescente, d'un gris plus foncé et présentant, dans certains points, une coloration brune ou verte. La première qui porte différents noms, Barégine, Pyrénéine, Glairine, etc., se trouve plus spécialement dans tous les points qui subissent le choc de l'eau, soit au griffon, soit à la sortie des tuyaux. La seconde porte le nom de sulfuraire et se rencontre généralement à une certaine distance des sources, dans les ruisseaux qui leur servent d'écoulement.

Ces différentes substances qui existent dans toutes les eaux sulfureuses thermales, ont été l'objet de nombreux travaux parmi lesquels nous citerons ceux d'Anglada, Lonchamp, Fontan, etc. Ces chimistes ont signalé, outre ces deux substances, l'une glaireuse, l'autre filamenteuse, dont nous venons de parler, une matière organique qui se trouve à l'état de dissolution dans les eaux. Cette matière organique qu'on obtient par la concentration et l'évaporation d'une certaine quantité d'eau sulfureuse, est, d'après Anglada, un composé azotifère chimiquement analogue par sa nature aux substances animales ou végéto-animales. Ce chimiste considérait cette substance comme identique aux matières glaireuses qu'on trouve à l'état libre, en suspension dans l'eau ou adhérente aux canaux ou aux réservoirs.

La Barégine ou glairine présente des aspects bien différents suivant les points où elle a été déposée. Anglada en a décrit plusieurs variétés d'après leur texture et leur coloration ; il a admis une glairine floconneuse, muqueuse, membraneuse, compacte, zonaire et fibreuse.

M. Turpin, qui s'est occupé de l'étude micrographique de cette substance, a montré qu'elle se compose :

1° D'une gangue, substance amorphe dépourvue d'organisation, provenant sans doute de détritus de matières organiques;

2º De sporules globuleuses ou ovoïdes enveloppées de la gangue gélatineuse qui lui sert de substratum. Ces globules présentent un état de germination plus au moins avancée et donnent lieu à des filaments blancs ou gris qui forment la sulfuraire. On y trouve également parfois différentes espèces d'animalcules infusoires.

La sulfuraire qui n'est autre que la barégine organisée existe en quantité assez notable à Amélie. — On en voit fréquemment de beaux échantillons dans le bassin de la salle d'inhalations des Thermes Romains. — L'existence de cette conferve dans ce bassin qui a environ 56 degrés centigrades vient infirmer l'opinion de Fontan qui prétendait que la sulfuraire ne pouvait pas vivre dans une eau qui avait plus de 50 degrés centigrades.

La Barégine et la Sulfuraire qui ne se trouvent qu'en très-petite quantité en suspension dans l'eau ne doivent jouer aucun rôle dans l'action de l'eau sulfureuse. Il n'en est pas de même de la matière organique en dissolution. — Celle-ci semble, en effet, atténuer l'action excitante du sulfure alcalin.

La Barégine et la Sulfuraire qui sont conseillées, comme topiques, dans certaines stations thermales, n'ont pas été jusqu'ici utilisées à Amélie. Bordeu leur attribuait des propriétés résolutives et fondantes ; Anglada les préconisait comme un excellent topique, dans le traitement des dartres rebelles et des plaies et ulcères anciens.

Ces dépôts de Barégine contiennent du reste, suivant les points où on les recueille, une quantité plus ou moins grande de silice gélatineuse et de soufre cristallisé.

C. — Gaz.

Nous avons vu que les eaux recueillies à leur source laissaient dégager une certaine quantité de gaz. Ce gaz est de l'azote mêlé à quelques bulles de gaz hydrogène sulfuré provenant de la décomposition du sulfure de sodium.

On peut facilement se rendre compte de sa présence dans toutes les eaux sulfureuses en se reportant à la théorie généralement admise de la formation des eaux minérales. — On suppose qu'elles proviennent de courants d'eau qui, de la surface du sol, ont pénétré dans les profondeurs de la terre. Or cette eau entraîne nécessairement de l'air en dissolution qui se désoxygène en passant sur des couches de matières organiques, en sorte qu'il ne reste plus que de l'azote. Les matières organiques qui possèdent, comme on le sait, un pouvoir réducteur très grand, absorbent non seulement l'oxygène de l'air, mais encore celui des sulfates et aident à les transformer en sulfures. On comprend ainsi que ces eaux puissent arriver à la surface du sol sans perdre leur sulfuration, parce que l'air se trouve désoxygéné avant la formation du sulfure alcalin.

Dégénérescence des Eaux.

Nous avons dit qu'un des caractères des eaux d'Amélie était de s'altérer promptement au contact de l'air et de subir le phénomène qu'on désigne en hydrologie sous le nom de *Dégénérescence*. Il est important de savoir en quoi consiste cette dégénérescence et quelle en est la cause.

Quand on fait refroidir l'eau thermale au contact de l'air, elle perd, au bout d'un temps variable, son odeur et sa saveur et elle acquiert une légère coloration bleuâtre qui n'est appréciable que sur de grandes masses de liquides ; de plus, on constate qu'elle est devenue très alcaline et qu'elle a éprouvé quelques changements de composition. Si l'on trempe, en effet, des pièces d'argent dans cette eau, ou si on y ajoute un réactif chimique à base métallique, on voit qu'ils ne subissent aucune modification, ce qui prouve que le sulfure de sodium a complètement disparu. L'analyse démontre que ce principe s'est transformé, en grande partie, en sulfite et en hyposulfite de soude ; mais on ne peut pas l'affirmer parce que les procédés employés pour séparer les acides sulfureux et hyposulfureux sont encore très-incertains.

Quoiqu'il en soit ce sulfite et cet hyposulfite de soude se transforment plus tard en sulfate de soude, ainsi qu'on le constate dans les eaux qui ont été recueillies depuis longtemps. D'après quelques amateurs, ce sel pourrait, à son tour, régénérer le principe sulfureux au contact des matières organiques.

La cause de toutes ces transformations du sulfure de sodium a été attribuée uniquement à l'air par Anglada et par Fontan. Dans ces dernières années, MM. Filhol et Poggiale ont fait jouer un rôle important à la silice dans cette décomposition. Ce dernier chimiste pense que l'acide carbonique de l'air se combine avec la soude du silicate, et que l'acide silicique, devenu libre, décompose, en présence de l'eau, le sulfure de sodium et détermine la formation de l'acide sulfhydrique. Cet acide se décompose, à son tour, en partie, pour donner lieu, en se combinant avec l'oxygène de l'air, à du sulfite et de l'hyposulfite de soude.

La portion d'acide sulfhydrique non décomposée est entraînée au début par les bulles d'azote, et c'est à son dégagement qu'il faut attribuer l'odeur et la saveur de l'eau sulfureuse.

Toutes les eaux sulfurées-sodiques sont loin de présenter la même facilité à s'altérer et de subir le même mode de dégénérescence. — Ainsi les unes laissent dégager, au contact de l'air, une notable quantité d'acide sulfhydrique qui détermine, par sa décomposition, des dépôts de soufre en nature sur les parois des voûtes. Dans d'autres, l'acide sulfhydrique est presque aussitôt détruit que formé et donne lieu à du sulfite et de l'hyposulfite de soude; dans d'autres cas, il se forme des carbonates et des silicates alcalins. Enfin certaines eaux laissent dégager peu d'acide sulfhydrique et subissent un tout autre mode d'altération. — Ainsi dans les eaux de Baréges, le soufre n'est isolé que peu à peu par l'oxygène de l'air, et il forme, avec le sulfure non décomposé, un polysulfure de sodium qui reste dissous dans l'eau et lui communique des propriétés spéciales.

Les eaux d'Amélie exposées à l'air perdent rapidement leur titre sulfhydrométrique, comme les eaux d'Ax et de Luchon. — Cette facilité d'altération doit être attribuée à leur température élevée et à la quantité de silice qu'elles contiennent.

La manière dont elles subissent le contact de l'air exerce une certaine influence, non-seulement sur la rapidité de leur décomposition, mais encore sur la nature des produits formés par leur altération. C'est ainsi qu'on trouve du sulfite et de l'hyposulfite de soude et des traces de sulfure dans l'eau qui a subi, peu à peu, le contact de l'air dans la baignoire ou dans la piscine, tandis qu'on ne trouve que du sulfate, du carbonate et du silicate de soude dans l'eau qui a été mise rapidement au contact de l'air, comme celle qui provient de la douche.

Nos eaux ne pouvant pas être employées à leur sortie du griffon à cause de leur température élevée, on est obligé d'en faire refroidir une certaine quantité pour les besoins du service thermal. Il est facile de comprendre, après ce que nous avons dit, que, si le refroidissement se fait à air libre, il ne restera plus qu'une eau très-alca-

line et dépourvue de sulfure de sodium. D'un autre
côté, si les tuyaux destinés à amener l'eau chaude directement du griffon ne sont pas en rapport exact avec le
volume d'eau auquel ils donnent passage, l'air, pouvant
pénétrer dans leur intérieur, déterminera également
l'altération de cette eau.

C'est pour obvier à tous ces inconvénients que
MM. Poggiale et François ont fait exécuter à Amélie
des travaux importants destinés à garantir l'eau des
Thermes militaires de l'air extérieur. Ces améliorations
étaient d'autant plus indiquées que, l'hôpital militaire
étant situé à 600 mètres de la source, l'eau arrivait au
lieu d'emploi complètement privée de son principe
sulfureux.

Actuellement, parmi les tuyaux qui conduisent l'eau
dans les thermes, les uns amènent l'eau à sa température
native (sans perte notable) et les autres l'eau qui a été
refroidie en passant dans un système de serpentins
entourés d'eau froide. Tous ces tuyaux s'opposent complètement à l'entrée de l'air, en sorte que l'eau froide et
l'eau chaude, coulant toujours à tuyaux pleins, arrivent
dans l'hôpital sans rien perdre de leur sulfuration.

Dans les deux établissements civils, le refroidissement de l'eau se faisant dans les bassins exposés à
l'air, l'eau arrive au lieu d'emploi à peu près désul-
furée. — Il en résulte que les bains et les douches
sont alimentés par de l'eau chaude encore pourvue de
son élément sulfureux, et par de l'eau refroidie qui ne
présente plus que des traces de sulfure de sodium.

Comme on le voit, la conduite et l'aménagement de ces eaux réclament de grandes améliorations. Anglada, qui avait reconnu tous ces inconvénients, voulait qu'on fît des travaux non-seulement pour conserver à ces eaux leur caractère sulfureux, mais encore pour en transformer une partie en eaux thermales alcalines, dans le but de leur faire remplir certaines indications thérapeutiques.

Plusieurs médecins se sont occupés de l'action des eaux dégénérées ; ils s'accordent presque tous à reconnaître à ces eaux des propriétés à peu près analogues à celles des eaux sulfureuses. Astrié, qui a étudié spécialement l'action physiologique et thérapeutique des sulfites et des hyposulfites, a reconnu que ces sels agissent de la même manière, qu'ils sont rapidement absorbés, qu'ils exercent sur les matières mucoïdes et albuminoïdes la même action fluidifiante que les sulfures, mais à un moindre degré, et enfin que l'excitation qu'ils produisent dans l'économie est moins marquée que celle qu'on observe après l'absorption du sulfure.

Ce qui semble confirmer ces propositions, c'est que les eaux des établissements civils d'Amélie, qui ne sont qu'un mélange d'eau chaude sulfureuse et d'eau refroidie dégénérée, sont employées avec beaucoup de succès depuis longtemps dans le traitement des maladies qui réclament l'emploi des eaux sulfureuses.

Le contact de l'air extérieur n'est pas le seul agent capable de modifier les propriétés physiques et chimiques des eaux ; les variations atmosphériques peuvent aussi exercer une certaine influence sur leur constitution. On constate, en effet, des oscillations dans la température et la sulfuration de la plupart des sources, même dans celles qui paraissent le plus inaccessibles aux infiltrations d'eau et d'air.

On a renoncé depuis longtemps à transporter les eaux d'Amélie. Les essais qui ont été faits, à différentes reprises, ont montré que cette eau se décomposait dans les bouteilles, au bout d'un certain temps. Cette décomposition est due en grande partie à l'air qui reste au-dessus, dans le goulot de la bouteille, et à la petite quantité d'air dissoute dans l'eau. C'est ce qui explique pourquoi l'eau transportée se trouvait inégalement altérée dans les différentes bouteilles.

Nous croyons qu'on aurait pu facilement obvier à cette altération de l'eau en redoublant de précautions : il aurait fallu réduire le plus possible l'air contenu dans la bouteille et en outre faire refroidir l'eau à l'abri du contact de l'air, avant de l'embouteiller, parce que les eaux ainsi refroidies sont beaucoup moins altérables.

Les eaux transportées et altérées ont donné lieu, dans plusieurs circonstances, à un phénomène curieux. — On a remarqué que quelques bouteilles redevenaient sulfureuses au bout d'un certain temps. — Ce phénomène s'explique par l'action réductrice que les matières organiques exercent sur les sulfites et les sulfates de soude.

Indication des principales sources.

ANALYSES DES SOURCES.

Établissement militaire. La source la plus abondante d'Amélie est celle qui alimente les thermes de l'hôpital militaire ; son débit est évalué à 576,000 litres d'eau par vingt-quatre heures. Cette source, qui est connue depuis longtemps sous le nom de Grand-Escaldadou, est située, comme nous l'avons dit, à 600 mètres de l'établissement militaire. Les eaux sont reçues, à leur sortie du griffon, dans des tuyaux hermétiquement fermés qui les conduisent à leur destination en traversant la rivière au-dessus d'un pont aqueduc, et eu remontant dans les réservoirs au moyen d'un siphon.

La composition de cette eau, dont la température est de 61°,6, a été déterminée par Anglada et par M. Poggiale.

Voici le tableau comparatif des analyses de ces deux chimistes :

Anglada.		*Poggiale.*	
Sulfure de sodium...	0gr,0396	Sulfure de sodium....	0gr,012
Glairine..........	0, 0109	Chlorure de sodium..	0, 044
Carbonate de soude.	0, 0750	Carbonate de soude..	0, 071
Carbonate de potasse.	0. 0026	Carbonate de potasse.	0, 010
Chlorure de sodium..	0, 0418	Sulfate de soude.....	0, 049
Sulfate de soude....	0, 0421	Silicate de soude.....	0, 118
Silice	0, 0902	Alumime et oxyde de fer	0, 004
Carbonate de chaux.	0, 0008	Chaux et magnésie...	traces.
Sulfate de chaux....	0, 0007	Glairine	0, 009
Carbonate de magnésie	0, 0002		
Total...	0gr,3039	Total....	0gr,317

Comme on le voit, ces analyses diffèrent notablement.

D'après Anglada, la silice se trouverait dans ces eaux à l'état libre, tandis que, d'après M. Poggiale, elle serait toujours combinée avec la soude. On remarque aussi des différences assez sensibles dans le dosage des carbonates ; mais la différence la plus frappante consiste dans la quantité du sulfure de sodium. — Cette différence est, croyons-nous, plus apparente que réelle, parce que Anglada a dosé ce principe à l'état d'hydrosulfate de soude, c'est-à-dire avec son eau de cristallisation, tandis que M. Poggiale l'a dosé à l'état anhydre.

Les essais sulfurométriques ont, du reste, toujours confirmé le chiffre mentionné dans l'analyse de M. Poggiale.

Ces différences dans les résultats de l'analyse qu'on retrouve dans l'étude de la plupart des sources minérales, s'expliquent très bien quand on songe que les substances salines des eaux sont dans un véritable état d'équilibre instable de composition. On sait, en effet, que les eaux subissent des modifications incessantes, sous l'influence de plusieurs agents, même avant d'arriver à la surface du sol. Aussi, si les chimistes peuvent déterminer par l'analyse, avec certitude, la nature des éléments primordiaux des eaux minérales, ils sont souvent en désaccord quand il s'agit de faire la synthèse, c'est-à-dire de déterminer la manière dont ces éléments sont combinés et groupés.

Thermes Romains. Les bains et les douches de cet

établissement sont alimentés par deux sources qui sont :

1° La source du *Petit Escaldadou,* très abondante. Elle est située près du *Grand Escaldadou* avec laquelle elle présente une grande analogie de composition; sa température est 61° c. et sa sulfuration 0^g,011.

2° La source dite du bassin de réfrigération. Egalement très abondante. Elle surgit dans un point très rapproché des deux précédentes. Sa température est 61° c. et sa sulfuration 0^g,013.

Les buvettes de l'établissement sont :

La source *Manjolet.* La plus ancienne buvette du pays. Elle est située à 40 mètres environ de la source du Petit Escaldadou, dans un point plus élevé. Son débit est peu considérable. Elle est très glairineuse et a une température de 39° c. et une sulfuration de 0^g,011.

Les sources *Petit Manjolet* et des *Romains* ont été captées il y a quelques mois. Elles sont situées dans le jardin des thermes, à quelques mètres au-dessous du Grand Escaldadou.

Leur température est 44° c. et 46° c.

Leur sulfuration qui n'a pas été encore exactement déterminée, semble se rapprocher de celle du Grand Escaldadou.

La source alcaline est une source d'eau, en grande partie dégénérée, qui est située également dans le jardin, et qui est amenée au moyen d'un tuyau en plomb dans la grande salle des bains.

Thermes Pujade. Toutes les sources naissent du rocher sur lequel est construit l'établissement, au bord du Mondony.

La galerie supérieure des bains, connue sous le nom de galerie des Dames, est alimentée par les sources Amélie et glairineuse qui se mêlent, à leur sortie du rocher, dans un réservoir commun. C'est au-dessus du griffon de ces sources qu'on a établi le cabinet dans lequel on administre les bains d'étuves. Ce sont ces deux sources qui fournissent également les vapeurs qui se dégagent dans la salle d'inhalations.

Cette disposition permet à l'eau de se désulfurer et d'arriver au lieu d'emploi complètement dégénérée. Sa température au niveau du griffon est 47° c. et sa sulfuration 0,010. — Elle contient une grande quantité de glairine en suspension.

La source Arago (température 60° c.; sulfuration 0ᵍ,016) fournit l'eau des cabinets de bains et de douches de la galerie inférieure.

La piscine de l'établissement est alimentée par plusieurs sources qui émergent directement du rocher dans lequel elle est creusée. La principale de ces sources porte le nom de source *Anglada.* Sa température est 59° c. et sa sulfuration 0ᵍ,012.

Les buvettes sont au nombre de 8 et forment, d'après leur situation, trois groupes distincts.

Voici le tableau de leur température et de leur sulfuration :

Buvettes supérieures.

Source Bouis...... Tempér., 33°c. ; sulfuration, 0m,011.
— des nerfs... — 23 sulfuration insignifiante.
— pectorale ... — 30 — —

Buvettes inférieures.

Source Chomel........ 41°
— Larrey......... 42 ⎫ Sulfuration à peu près sembla-
— Bouillaud....... 43 ⎬ ble de 0gr,011 à 0gr,0089.
— Desgnettes...... 43 ⎭

Source Pascalone. — Cette source qui est la plus fréquentée de l'établissement, est située au bord du Mondony, dans un point assez éloigné des précédentes. Sa température est 43° et sa sulfuration 0g,013.

Modes d'administration des eaux.

Les eaux d'Amélie peuvent être administrées en boissons, gargarismes, bains, douches, bains de vapeurs, inhalations et pulvérisations.

BOISSONS.

C'est par verres ou fractions de verre qu'on prescrit ces eaux à l'intérieur. On commence généralement par un quart ou par un demi-verre avant d'arriver aux doses plus élevées. Le médecin du reste se règle sur les effets qu'il observe pour augmenter ou pour diminuer la dose. — Les baigneurs, comme on le sait, ne sont que trop portés généralement à exagérer les doses qui leur sont indiquées Aussi faut-il que le médecin use de tout son ascendant sur le malade pour l'engager à ne pas dépasser la quantité qu'il lui prescrit, en lui montrant tous les dangers qui peuvent résulter de leur abus.

On peut associer avec avantage l'eau à des tisanes, à des sirops ou à des médicaments, selon les indications qu'on veut remplir. — Souvent on l'associe au lait pour diminuer l'excitation qu'elle produit, et pour masquer son goût fade qui répugne à certains malades.

C'est ordinairement le matin, à jeun, qu'on prescrit l'eau aux malades ; mais quand la dose est portée à trois ou quatre verres (dose qu'on dépasse rarement), on la fait prendre en partie le matin et en partie le soir, au moins une heure avant le repas ou trois heures après.

GARGARISMES.

Les gargarismes sont fréquemment employés dans le traitement des affections du pharynx et du larynx. Ce

moyen est loin d'être inoffensif et demande à être sur-
veillé par le médecin qui est seul juge de leur opportunité. Il n'est pas rare, en effet, d'observer, au bout de
quelques jours de leur emploi, des phénomènes d'excitation locale (rougeur et tuméfaction) du côté de la
muqueuse, surtout si les malades font en même temps
usage de l'eau en boisson

BAINS GÉNÉRAUX.

Les bains peuvent être prescrits frais, tempérés ou
chauds, selon les indications et le but à remplir. Ils
peuvent être pris dans une baignoire ou dans une piscine. — Leur durée est presque toujours subordonnée
à leur température ; les bains frais et les bains très-
chauds sont de courte durée, d'un quart-d'heure à une
demi-heure. La durée du bain ordinaire ou tempéré
varie d'une demi-heure à une heure.

On emploie le bain tempéré (31° à 34° c.) quand
on recherche surtout les effets qui résultent de l'absorption [1] des principes de l'eau minérale. Le bain
est prescrit frais (27° à 30° c.) quand on veut corriger
les effets excitants de l'eau par l'action sédative du

---

(1) L'absorption de la peau dans le bain, qui a été tour à tour
niée et admise, semble aujourd'hui parfaitement démontrée par
les expériences des physiologistes. Elle ne s'exerce pas uniformément sur toute la phériphérie du corps ; ainsi certaines parties
sont douées de propriétés absorbantes très marquées, tandis qu'en
certains points, l'absorption est pour ainsi dire nulle.

froid. Enfin le bain très-chaud (35° à 38° c.) est indiqué toutes les fois qu'on veut ajouter à ces effets l'excitation due à la chaleur.

Dans tous les cas où l'on a à redouter l'action excitante de l'eau sulfureuse, il est bon d'employer lès bains mitigés avec l'eau ordinaire, ou ce qui est préférable, les bains des sources Amélie et glairineuses qui sont dégénérées et riches en matières organiques.

Les bains de piscines sont fréquemment employés à Amélie. Ils peuvent remplir certaines indications et rendre de grands services dans les affections articulaires, dans les paralysies et dans certaines diathèses.

Les malades y sont soumis à l'action d'une atmosphère sulfureuse qui vient s'ajouter aux effets du bain. De plus ils y trouvent une grande facilité de mouvements et la possibilité de prolonger la durée du bain.

Ils peuvent, en effet, par l'exercice, éviter certains accidents de congestions et de céphalalgie auxquels prédispose l'immobilité dans l'eau.

Les bains sont pris généralement le matin parce que l'absorption est beaucoup plus active à ce moment qu'à toute autre heure de l'après-midi. Leur usage doit être suspendu pendant la période menstruelle, tandis que la boisson peut être continuée dans la plupart des cas.

Il est utile de recommander aux malades de séjourner pendant quelques minutes dans les galeries, avant de sortir, pour éviter une transition brusque de température. Ils doivent se mettre au lit immédiatement après le bain ou faire une courte promenade pour favoriser le mouvement d'expansion vers la peau.

Ces bains amènent des effets immédiats qui ne ressemblent nullement à ceux que produisent les bains d'eau commune ; ils sont suivis d'un sentiment de bien-être et de force, tandis que ces derniers laissent souvent après eux une véritable prostration. Dans quelques cas, les bains sulfureux peuvent amener de la courbature, un sentiment de faiblesse, d'affaissement ; mais ces effets ne se manifestent que consécutivement à l'effet excitant.

Dans l'action du bain, il faut distinguer l'action topique exercée sur la peau, de l'action produite par l'absorption de l'eau minéralisée. Un des effets topiques les plus constants de ces eaux consiste dans une sensation douce et onctueuse que donne la peau à la suite du bain. Sous l'influence des bains répétés, la peau acquiert une grande tonicité due à l'action périphérique excitante que les eaux impriment à la circulation capillaire.

Cette augmentation de tonicité de la peau a pour effet de la rendre moins impressionnable à l'influence des agents extérieurs.

DEMI-BAINS.

Les demi-bains sont indiqués dans bien des cas où les grands bains ne sont pas tolérés ; soit que ceux-ci déterminent une accélération et une gêne douloureuse des mouvements respiratoires, des battements de cœur ou des phénomènes congestifs vers la tête.

On peut les employer avec avantage dans les affections de poitrine, dans le but de régulariser les fonctions de la peau et de produire sur les extrémités inférieures une révulsion douce, sans mélange d'excitation vive. On prescrit quelquefois le demi-bain comme moyen de transition pour arriver à faire supporter les grands bains.

L'emploi des demi-bains réclame quelques précautions : le niveau de l'eau ne doit pas dépasser la ceinture, et la partie supérieure du corps doit être couverte d'un gilet de coton ou de laine garni inférieurement d'un tissu imperméable. Il est important que le cabinet soit chaud, pour que la partie supérieure du corps soit moins exposée au refroidissement. Leur température doit être généralement un peu plus élevée que celle des bains. Leur durée varie de quinze à trente minutes.

BAINS DE SIÈGE A EAU COURANTE.

Ils sont souvent prescrits pour combattre les affections des organes intra-pelviens lorsque les grands bains sont contre-indiqués. D'autres fois on les emploie comme révulsifs pour faciliter l'établissement des règles ou des hémorrhoides et pour en rappeler le cours quand elles ont été supprimées. Dans ce cas, ils sont pris chauds et très-courts, et sont ordinairement répétés pendant plusieurs jours consécutifs.

BAINS DE PIEDS A EAU COURANTE.

Ils sont employés comme un moyen révulsif dans les congestions pulmonaires et en général dans les affections des voies respiratoires.

Ils doivent être pris très-chauds mais à une température croissante de 38 à 43° c. — Leur durée varie de 5 à 15 minutes.

Leur emploi exige une grande surveillance parce que lorsqu'ils sont mal administrés, ils produisent parfois des effets inverses de ceux qu'on attend.

Les bains de pieds déterminent une excitation moins vive que la douche révulsive et ne donnent pas lieu à une inhalation aussi active que cette dernière. — Ils peuvent être employés dans bien des cas où les douches sont contre-indiquées : dans certaines affections de cœur, chez des malades affaiblis ou chez des sujets disposés aux congestions à la tête.

DOUCHES.

Les douches agissent principalement par leur thermalité et par le choc qu'elles font éprouver à nos organes. — La minéralisation de l'eau ne joue qu'un rôle secondaire dans leur mode d'action. En effet l'absorption ne se fait que très-incomplètement pendant leur administration, ou pour mieux dire elle est limitée aux vapeurs et aux gaz que l'eau laisse dégager et qui pénètrent par les voies respiratoires.

L'eau ne pouvant pas être employée, comme nous l'avons dit, à sa température primitive, on a ménagé, dans chaque cabinet de douches, deux tuyaux, dont l'un amène l'eau refroidie d'un bassin spécial, et l'autre apporte l'eau directement du griffon. Ces tuyaux sont munis de robinets destinés à régler la quantité d'eau qu'ils doivent donner ; ils communiquent avec une partie élargie de l'appareil distributeur dans laquelle se fait le mélange de l'eau chaude et de l'eau froide. Dans quelques cabinets, on trouve un troisième robinet d'eau refroidie pouvant recevoir un tuyau destiné à administrer les douches jumelles ou écossaises.

La disposition de ces appareils permet de varier à volonté la température des douches ; on peut obtenir, selon les besoins, une température variable ou une température constante. La forme du jet peut aussi être modifiée au moyen d'ajutages percés d'un ou plusieurs trous ou au moyen de pommes d'arrosoir à fond plat ou convexe. On peut obtenir soit un jet unique de dimension variable, soit plusieurs jets, soit enfin des faisceaux de jets divergents ou parallèles, selon la forme de l'appareil.

Pour augmenter ou modifier les effets de la douche, souvent on fait suivre ou précéder son emploi de frictions et du massage pratiqués sur les membres ou le tronc. La douche doit être généralement administrée par un doucheur qui dirige la colonne liquide sur les parties qu'on lui désigne. Il est bon qu'elle soit appliquée sur les muscles ou les articulations placées dans le relâchement, d'où la nécessité de faire coucher ou asseoir les malades.

Les douches peuvent être prescrites avant ou après le bain. Lorsque la douche est prise avant le bain, sa température ne doit jamais dépasser celle de ce dernier; quand elle est prise après, on peut élever sa température autant qu'on le juge nécessaire.

Les douches peuvent remplir des indications très-variées suivant les conditions de leur application. Elles peuvent être prescrites dans le but de résoudre un engorgement ou un travail morbide quelconque, et dans ce cas, elles portent le nom de *douches résolutives ;* leur température est de 36 à 38° c. et leur durée de 15 à 25 minutes.

On peut les employer pour attirer le sang aux extrémités, ou pour détourner un mouvement fluxionnaire et opérer une révulsion, ou pour activer les fonctions de la peau. Elles portent alors le nom de *douches révulsives.*

Appliquées sur les extrémités inférieures, les douches révulsives constituent un mode de traitement qui est fréquemment employé à Amélie dans les affections des voies respiratoires. Leur emploi exige une certaine surveillance parce qu'elle peuvent produire quelques accidents lorsqu'elles sont mal administrées. — Aussi leur durée, leur température et leur mode d'application doivent-ils être fixés d'une façon précise.

La douche est un moyen de stimulation générale qui porte son action sur le système nerveux et le système circulatoire. Ses effets qui sont à la fois excitants et perturbateurs amènent, outre l'effet révulsif, une accélération de la circulation, une transpiration plus ou moins abondante et une sensation de fatigue générale et de brisement dans les membres.

La douche révulsive doit avoir une durée très-courte, de 8 ou 10 minutes au plus, pour ne pas amener une réaction trop vive et pour diminuer les phénomènes de stimulation générale. — Sa température doit être progressivement croissante et peut varier de 37 à 44° c.

La douche révulsive peut être appliquée, suivant les cas, sur la moitié inférieure du corps, ou sur les jambes et les pieds, ou même sur les pied seulement.

Elle agit de deux manières :

1° En produisant sur les extrémités inférieures une action révulsive énergique qui a pour résultat de réagir directement sur la congestion bronchique et pulmonaire ; 2° En plaçant le malade dans une atmosphère sulfureuse, c'est-à-dire imprégnée d'une grande quantité de vapeurs d'eau, de gaz sulfhydrique et de poussière aqueuse contenant une partie des principes minéralisateurs et lui faisant subir, en un mot, une inhalation toute spéciale.

DOUCHES ÉCOSSAISES OU JUMELLES.

Elles sont aussi appelées douches de réaction parce qu'elles amènent une réaction plus intense que les douches ordinaires par suite des alternatives de chaud et de froid qu'elles font éprouver aux parties sur lesquelles on les applique. Leur durée est généralement très courte, de trois à dix minutes. Elles produisent, selon les températures employées, une action tonique et fortifiante et quelquefois une action sédative marquée sur le système nerveux. Elles amènent rarement des transpirations abondantes ; aussi conviennent-elles souvent aux personnes dont la susceptibilité nerveuse s'accommoderait mal de la douche chaude ou du bain chaud.

DOUCHES ASCENDANTES.

Ces douches sont destinées à pratiquer des injections dans le rectum ou dans le vagin. Dans cette variété de douches, l'absorption de l'eau est un peu plus complète que dans les douches descendantes, parce que le liquide reste plus longtemps en contact avec des muqueuses qui sont douées de propriétés absorbantes très marquées.

Les douches anales peuvent être employées pour combattre la constipation : dans ce cas elles agissent en débarrassant l'intestin, en excitant les contractions de la tunique musculeuse et en activant les sécrétions de la muqueuse.

Elles peuvent aussi être prescrites dans certains cas où l'on cherche à produire une congestion des vaisseaux hémorrhoïdaux ou un flux hémorrhoïdal, dans le but de faire cesser des phénomènes de pléthore ou de combattre des engorgements abdominaux ; ces douches doivent être répétées souvent et leur température doit être assez élevée.

Les douches vaginales peuvent être résolutives ou congestives, suivant leur mode d'administration.

Elles sont résolutives, lorsqu'elles sont prescrites pour combattre la leucorrhée ou modifier des lésions locales (ulcérations, engorgements de l'utérus).

Elles sont congestives, au contraire, lorsqu'elles ont pour but de combattre l'aménorrhée ou la dysménorrhée, en activant la circulation des parties génitales. Il ne faut pas oublier que ces douches amènent quelquefois des douleurs utérines ou des accidents inflammatoires, et que leur administration réclame une grande prudence. Il est préférable, dans la plupart des cas, d'employer un jet très-faible et incapable d'agir trop vivement sur l'utérus par son choc et par sa force.

En présence de l'efficacité parfois très-grande d'immersions prolongées contre certaines lésions de la peau, nous avons dû rechercher le moyen d'appliquer aux parties internes de la femme, trop souvent le siège d'irruptions variées et tenaces, le bénéfice d'un bain prolongé, sans l'inconvénient de la percussion de la douche. Nous y avons pleinement réussi par l'emploi d'un specúlum fenêtré que nous avons fait construire sur nos indications.

BAINS DE VAPEURS.

Ils sont peu usités à Amélie. On les emploie quelquefois pour combattre certaines dermatoses (à forme squammeuse et croûteuse) ou certaines manifestations rhumatismales présentant un état sub-aigu qui contre-indique l'emploi des bains ordinaires. La durée du bain de vapeurs varie de 15 à 30 minutes et la température de 38 à 45 degrés.

On peut les administrer de deux manières : soit dans une étuve, soit dans une espèce de boîte en bois où l'on introduit le corps excepté la tête.

INHALATIONS.

L'inhalation consiste à faire pénétrer les gaz et les vapeurs d'eau sulfureuse dans les voies aériennes. Cette partie du traitement thermal a acquis une grande importance à Amélie-les-Bains, surtout pendant les saisons d'hiver.

En effet nos eaux, qui sont à base de sulfure de sodium, présentent des condititions de température et d'altérabilité qui les rendent éminemment propres à être employées sous forme de vapeurs. Aussi, chacun de nos établissements possède-t-il une salle spéciale d'inhalations.

Celle de l'établissement Pujade a été construite sur

le griffon de la source Amélie. La vapeur d'eau et les gaz qui s'en échappent pénètrent dans la salle au moyen de quatre bouches métalliques munies de couvercles mobiles qui permettent d'en graduer l'entrée. Cette salle présente de larges ouvertures destinées à renouveler l'air vicié par le séjour des malades et à modérer sa température.

Dans la salle d'inhalations des Thermes Romains, on trouve deux appareils destinés au dégagement des vapeurs sulfureures. L'un consiste dans une grande vasque contenant une nappe d'eau qui se renouvelle constamment; l'autre se compose de deux bassins superposés qui reçoivent l'eau projetée par un tuyau placé à sa partie supérieure. Ce second appareil ne fonctionne pas d'une façon continue parce qu'il donne lieu à une trop grande quantité de vapeurs. Il ne laisse dégager, du reste, qu'une quantité insignifiante d'acide sulfhydrique, car nous savons que ce gaz est aussitôt détruit que formé, toutes les fois qu'on multiplie par le brisement le contact de l'eau sulfureuse avec l'air.

Outre cette salle d'inhalation, nous devons mentionner, dans l'établissement des Thermes Romains, la galerie de la salle romaine, qui offre par sa situation au-dessus des cabinets de bains et de douches, l'avantage de faire inhaler aux malades la vapeur sulfureuse à faible dose. Aussi cette galerie est-elle souvent utilisée comme salle de transition, dans certains cas où les malades ne peuvent supporter d'emblée les inhalations méthodiqués. Bien des malades se trouvent parfaitement d'un séjour prolongé dans ce vaporarium qui est du reste très-fréquenté pendant les mauvais jours de l'hiver.

A l'établissement militaire, la salle d'inhalations est si étroite et défectueuse, que les malades sont exposés à prendre dans cette salle un véritable bain de vapeur, qui peut, dans bien des cas, devenir la cause d'accidents. C'est pour ce motif qu'on se borne, le plus souvent, à envoyer les malades autour des piscines pour inhaler les vapeurs sulfureuses.

Le humage, c'est-à-dire l'aspiration directe des vapeurs au moyen d'un tube destiné à les recueillir, est rarement employé à Amélie. Ce mode d'inhalations expose à des accidents qui doivent le faire abandonner dans la plupart des cas. Les vapeurs de nos eaux, ainsi condensées, ont en effet une température si élevée qu'elles tendent à congestionner les bronches et à favoriser la production d'une hémoptysie ou de phénomènes inflammatoires.

L'emploi du humage doit être exclusivement réservé à la pharyngite granuleuse et à quelques cas de laryngite et de bronchite simple atonique.

Le séjour dans les salles d'inhalations ne constitue pas une médication inoffensive; aussi exige-t-il une grande surveillance de la part du médecin, qui doit toujours en fixer la durée aux malades. Les premières séances sont généralement de vingt à vingt-cinq minutes; leur durée peut être successivement augmentée, suivant les effets obtenus, jusqu'aux séances d'une heure qu'on dépasse rarement.

La température des salles d'inhalations doit être maintenue dans certaines limites : de 18 à 26 degrés centigrades. En effet, si la température dépasse 26°, on se trouve dans les conditions de l'étuve, et on détermine sur les bronches des effets excitants qui se traduisent par de la gêne et l'accélération de la respiration, des palpitations de cœur, de la céphalalgie, etc. Au dessous de 18°, les vapeurs tendent à se convertir en brouillards, et peuvent donner lieu, par le refroidissement qu'elles opèrent sur le corps et en particulier sur les organes respiratoires, à des rhumes et à des recrudescences de bronchite, dont les conséquences peuvent être très-fâcheuses.

L'air des salles d'inhalations n'a pas la même composition que l'air atmosphérique. Outre la vapeur d'eau et le gaz sulfhydrique, on y trouve plus d'azote et moins d'oxygène que dans l'air extérieur. Il contient, en outre, quelques principes minéraux provenant des particules liquides qui sont incessamment entraînées par la vapeur d'eau.

Les salles d'inhalations exigent une grande surveillance, non-seulement au point de vue de la température qu'il importe de régler, mais encore au point de vue du renouvellement de l'air. Plusieurs causes tendent en effet à en vicier l'atmosphère. Au dégagement de l'azote et à la diminution de l'oxygène produite par la décomposition de l'eau sulfureuse, il faut encore ajouter toutes les causes de viciation dues au séjour des malades dans ces salles.

L'action des inhalations comprend des effets primitifs et des effets secondaires :

Effets primitifs. — Au bout de quelques instants de séjour dans les salles d'inhalations, les malades éprouvent une sensation de bien-être général qui s'accompagne d'une facilité plus grande de la respiration, d'une diminution de fréquence et de sécheresse de la toux. En même temps, la peau se recouvre d'une légère moiteur, et on constate une diminution notable de fréquence et d'intensité dans les pulsations du pouls. Si la séance d'inhalation se prolonge au-delà d'un certain temps, ces phénomènes de sédation sont bientôt remplacés par des phénomènes d'excitation qui se traduisent par une accélération de la respiration et de la circulation, une lourdeur de tête, la turgescence de la face, la céphalalgie, des quintes de toux sèche, et quelquefois des douleurs thoraciques.

La succession de ces phénomènes de sédation et d'excitation est surtout très-manifeste chez les asthmatiques et dans certaines formes de bronchite qui s'accompagnent d'un élément spasmodique. On voit, en effet, souvent des asthmatiques qui ont éprouvé une cessation brusque de dyspnée en entrant dans la salle d'inhalations, être repris de recrudescence d'oppression à la fin de la séance. Il suffit dans certains cas, de leur conseiller d'abréger la durée des séances pour prévenir les phénomènes d'excitation.

Les *effets secondaires* des inhalations sont les suivants : après quelques séances, la toux diminue de fréquence et ne s'accompagne plus de sensations de sécheresse et de picotements incommodes dans l'arrière-gorge ou au niveau de la trachée. L'expectoration devient plus facile et plus abondante. Les crachats sont plus fluides et changent de nature : de muco-purulents, ils deviennent muqueux, puis séro-muqueux et tendent ensuite à diminuer progressivement de quantité.

Il se produit là, comme on le voit, une espèce de substitution ou plutôt une sorte de déplétion humorale de la muqueuse pulmonaire, qui est la partie d'élection éliminatrice. C'est cette action que Bordeu désignait sous le nom de béchique expectorante.

En même temps que la toux et l'expectoration subissent ces modifications, les douleurs thoraciques diminuent d'intensité et la respiration tend à reprendre son rhythme normal.

En somme, l'action des inhalations sur les affections des voies respiratoires est complexe. Elle comprend :
1° Des effets anesthésiques sédatifs sur les nerfs de la vie organique du poumon, dus au gaz sulfhydrique[1]. Ces effets se traduisent par la diminution de la toux,

(1) Nous avons vu que ces effets sédatifs pouvaient se transformer en effets excitants, lorsque l'inhalation était trop prolongée ou lorsque le gaz sulfhydrique était trop concentré.

la cessation des chatouillements laryngés ou trachéaux qui l'accompagnent, la diminution de l'excitation
fluxionnaire des poumons et de la dyspnée dans bien
des cas. 2º Des effets de dépuration éliminatoire sur la
muqueuse respiratoire, caractérisés par l'augmentation
de la sécrétion au début, puis par des modifications et
la diminution progressive de cette sécrétion.

Cette double action des inhalations ne doit pas être
attribuée exclusivement au gaz sulfhydrique. La vapeur
d'eau joue, en effet, un rôle assez important dans
l'inhalation. Par son action topique émolliente (à une
température moyenne), non-seulement elle favorise
l'action sédative du gaz sulfhydrique, mais encore elle
lubrifie les bronches, facilite l'expectoration et tend à
provoquer la déplétion humorale. Elle produit en outre
sur la peau une révulsion douce par l'excitation fonctionnelle qu'elle détermine.

Nous avons exposé les phénomènes généraux qu'on
observe le plus communément chez les malades soumis
aux inhalations méthodiques ; mais il est des cas dans
lesquels ce mode d'administration des eaux est mal
supporté. Le tempérament du malade, les dispositions
individuelles, la nature et la forme de la maladie peuvent modifier son action. Nous voyons, en effet quelquefois des malades être pris, en entrant dans la salle
d'inhalations, de quintes de toux, de dyspnée, de chaleur
à la face, en un mot de phénomènes d'excitation bronchique très-prononcés. Pour empêcher ces troubles, il
est parfois utile de conseiller aux malades de commen-

cer par les inhalations faibles de la galerie romaine, ou
de couper la séance d'inhalations par un séjour de quelques minutes dans cette galerie. Enfin il y a des cas
dans lesquels ces troubles persistent, malgré toutes ces
précautions, et où les inhalations paraissent complètement contre-indiquées. Ainsi elles doivent être proscrites dans les affections du cœur et du système circulatoire, dans le catarrhe des vieillards compliqué
d'emphysème généralisé, chez tous les sujets prédisposés aux congestions à la tête, dans tous les cas où il
existe une recrudescence de bronchite ou de congestion
pulmonaire, toutes les fois que l'affection des voies
respiratoires est compliquée d'un état névropathique lié
à une affection utérine, etc.

De la Pulvérisation.

La pulvérisation est un mode particulier d'inhalation
qui consiste à faire pénétrer, dans les voies respiratoires, non plus les gaz et les vapeurs, mais l'eau minérale
elle-même sous forme de poussière impalpable.

On trouve, dans chacun de nos établissements civils,
une salle spéciale de pulvérisation contenant différents
appareils à pulvérisation et à douches pulvérisées.

Le mécanisme de ces appareils est très-simple : il se
compose d'une pompe foulante destinée à amener l'eau,
sous une pression de plusieurs atmosphères, dans des
tuyaux qui portent sur leur trajet les pulvérisateurs. —

Parmi ces appareils, les uns se composent de tubes verticaux percés à leur extrémité supérieure d'un orifice plus ou moins étroit qu'on peut modifier à volonté ; c'est de cet orifice capillaire que s'échappe le filet d'eau qui vient se briser contre une plaque entourée d'un cylindre destiné à renvoyer et à condenser la poussière aqueuse. — Les autres appareils consistent dans des tubes recourbés à leur extrémité et disposés de façon à recevoir différents ajutages par lesquels l'eau s'échappe sous forme d'un ou plusieurs jets filiformes.

Ces derniers appareils servent à administrer des douches locales non-seulement dans le pharynx, mais encore dans les oreilles, le nez, sur la face, les paupières, etc. On ajoute à ces différents ajutages un tamis métallique, lorsqu'on veut atténuer la percussion de la douche en la pulvérisant.

Les malades sont assis devant ces appareils et aspirent, en ouvrant la bouche sans efforts, l'eau sous forme de poussière ou de douches pulvérisées, et laissent retomber la plus grande partie du liquide dans une cuvette métallique placée au-dessous de l'appareil. Ils doivent se couvrir la tête et le corps d'un peignoir imperméable pour garantir leurs vêtements de l'humidité.

La durée des séances de pulvérisation varie de 10 à 15 minutes. Elles sont généralement administrées tous les jours ou tous les deux jours. On peut, suivant les cas, combiner la pulvérisation avec la douche pulvérisée.

La disposition adoptée dans nos salles de pulvérisation nous paraît préférable à celle d'Enghien et de Pierrefonds, où les malades se trouvent placés dans un véritable brouillard ou nuage d'eau pulvérisée. Cette atmosphère humide et froide constitue un milieu à inhalations dangereux pour les phthisiques parce qu'il les expose à des refroidissements et à des rhumes et ne peut, sous aucun rapport, être comparé à celui de nos salles d'inhalations chaudes.

La pulvérisation, qui date de quelques années, a été, au début, l'objet d'un engouement exagéré que l'expérience n'a pas justifié. Les nombreuses recherches auxquelles elle a donné lieu ont réduit cette méthode de traitement à sa véritable valeur.

Il résulte de ces recherches que la plus grande partie du liquide poudroyé ne va pas au-delà de la trachée. Il n'y a que la partie la plus finement pulvérisée qui soit entraînée dans les bronches pendant l'inspiration.

En second lieu on a montré que les eaux sulfureuses, par suite de leur rapide exposition à l'air, se désulfuraient en grande partie. On sait en outre que cette multiplicité du contact de l'eau thermale avec l'air tend à mettre le liquide en équilibre de température avec le milieu ambiant et à convertir l'eau thermale en une pluie froide, d'autant plus que le refroidissement est encore augmenté par l'évaporation d'une partie du liquide pulvérisé.

Il serait facile de remédier à cette double cause de refroidissement en chauffant les salles de pulvérisation au moyen d'un courant d'eau chaude circulant dans des tuyaux en plomb, et en faisant répandre dans la salle des vapeurs sulfureuses en quantité suffisante. Il faudrait en un mot joindre l'inhalation de la vapeur à celle de la poussière aqueuse.

Bien que la pulvérisation n'ait pas tenu toutes les promesses qu'elle avait fait concevoir au début, nous voyons cependant qu'elle rend journellement des services dans le traitement des affections du pharynx et du larynx, et surtout dans la plupart des cas d'angine granuleuse. — Nous la proscrivons le plus souvent dans la phthisie, à cause du refroidissement qu'elle produit sur la muqueuse respiratoire et de la réaction inflammatoire qui peut en être la conséquence.

Les principaux effets de la pulvérisation peuvent se résumer ainsi :

Après chaque séance de pulvérisation, les malades éprouvent généralement une diminution dans les sensations de sécheresse et d'ardeur de la gorge, une facilité plus grande de la parole et des modifications de la toux qui devient plus facile. Au bout de quelques jours, on voit quelquefois survenir des phénomènes d'excitation locale (sensations d'ardeur à la gorge, picotements, recrudescence de toux, etc.,) qui obligent à suspendre momentanément leur emploi.

Pour atténuer cette action excitante, il est bon, dans

certains cas, de mettre un intervalle entre chaque séance de pulvérisation et de ne commencer ce mode de traitement que quelques jours après le début du traitement général.

La pulvérisation exerce sur la muqueuse une action détersive qui tend à la lubrifier et à modifier sa vitalité.

La douche pulvérisée produit, outre cette action topique locale, une percussion ou plutôt une sorte de massage qui tend à dégorger les tissus.

Les douches laryngiennes à jet sont rarement employées, parce qu'elle déterminent parfois de véritables ecchymoses sur la muqueuse et des irritations locales intenses.

TROISIÈME PARTIE.

—

Action des Eaux.

Malgré les progrès importants que la chimie a imprimés à l'hydrologie, il reste encore bien des inconnues dans le problème de l'action des eaux minérales. Nous ne connaissons, il est vrai, la composition chimique d'une eau que d'une façon très-approximative. En effet, nous arrivons bien, par l'analyse, à connaître ses principes constitutifs primordiaux, mais savons-nous exactement comment ces éléments sont combinés ou associés, et connaissons-nous toutes les modifications que cette eau éprouve dans sa constitution chimique, après sa sortie du griffon ? Si nous avions toutes ces données, il resterait encore à expliquer comment certaines eaux qui ne présentent que des traces de minéralisation, comme celles de Wildbad, de Pfeffers, etc., sont douées d'une puissance thérapeutique très grande.

Il faut donc admettre qu'il y a dans l'action des eaux une cause intime et cachée, un *quid divinum* (suivant l'expression consacrée) que la science n'a pu encore expliquer et qui semble donner à l'agrégat matériel une activité spéciale et plus ou moins grande. Doit-on attribuer cette cause intime aux dégagement d'électricité qui se produit dans les eaux sous l'influence des actions chimiques que les éléments exercent les uns sur les autres, ou bien à un état moléculaire et dynamique particulier des principes minéralisateurs déterminés par les hautes températures, les fortes pressions ou les courants électro-magnétiques que les eaux ont subis dans les profondeurs de la terre ?

Quoiqu'il en soit, on ne doit pas considérer une eau minérale comme une simple association de sels, d'acides, de bases et de matières organiques, mais bien comme une individualité distincte et ayant des propriétés spéciales et souvent différentes des principes qu'elle contient.

Il n'est, en effet, pas plus possible de reconstituer une eau minérale que de fabriquer certaines substances, comme du charbon, du marbre, du bois, etc. C'est ce qui nous explique comment les eaux artificielles sont loin d'agir de la même façon que les eaux naturelles.

Quelque imparfaites que soient les données de la chimie, nous ne devons pourtant pas les négliger ; nous devons au contraire chercher constamment à les rapprocher et à les faire concorder avec celles de la clinique.

La connaissance de la composition chimique d'une eau minérale nous permet de classer cette eau en nous basant sur son principe dominant, mais elle ne nous donne que des notions très-vagues et très-générales sur son action thérapeutique. C'est à la clinique, c'est-à-dire à l'observation et à l'analyse des effets qu'elle produit sur l'économie à l'état sain et à l'état de maladie, qu'il faut s'adresser pour bien connaître son action générale et spéciale, et en déduire les principales indications thérapeutiques qu'elle peut remplir.

Les eaux d'Amélie, par la prédominance de leur élément sulfureux, rentrent dans la classe des médicaments excitants ; mais les effets que l'on observe chez les sujets soumis à leur usage varient suivant un grand nombre de circonstances. Aussi pour mieux analyser cette action si complexe des eaux, nous étudierons d'abord leurs effets physiologiques, effets indépendants de la maladie, et leurs effets thérapeutiques, c'est-à-dire les effets qui concourent de près ou de loin à amener la guérison du malade soumis à leur emploi.

Action Physiologique.

Plusieurs causes peuvent faire varier l'action physio-logique des eaux. Ce sont : leur mode d'application, leur thermalité et le tempérament du sujet. Toutefois ces circonstances n'amènent pas des effets tellement dissemblables qu'on ne puisse les grouper et les étudier d'une façon générale ; aussi nous analyserons d'abord les phénomènes qui se passent dans les principales fonctions sous l'influence du traitement thermal, et nous montrerons ensuite les modifications qui peuvent être imprimées à ces phénomènes par les différentes causes que nous avons énumérées.

ACTION SUR LES VOIES DIGESTIVES.

Les eaux d'Amélie prises en boisson produisent ordinairement, dès les premiers jours, une stimulation fonctionnelle de l'estomac, de l'intestin et des principaux appareils glandulaires, se traduisant par l'augmentation de l'appétit, une facilité plus grande des digestions, et par des selles plus fréquentes. Au bout de quelques jours, ces phénomènes d'excitation diminuent et on voit alors s'établir la constipation.

Nos eaux ne sont pas toujours aussi bien tolérées par les organes digestifs et elles produisent quelquefois des crampes d'estomac, une sensation de pesanteur, des éructations de gaz présentant l'odeur de l'acide sulfhydrique, de l'anorexie, des coliques et des évacuations alvines plus ou moins fréquentes. Ces troubles se montrent ordinairement chez les personnes dont les voies digestives sont malades et aussi chez celles qui font un usage immodéré des eaux.

Dans tous les cas, on doit subordonner la prescription de la boisson et de ses doses à l'état du malade et à ses prédispositions individuelles. Pour la faire tolérer, il suffit quelquefois de mélanger l'eau au lait ou à des sirops, ou de conseiller une source plus faible ou d'une température différente. Il y a cependant des cas dans lesquels les eaux amènent une telle perturbation dans les fonctions digestives qu'on est obligé de renoncer à leur emploi, comme dans certaines affections gastriques ou gastro-intestinales.

L'action excitante que les eaux exercent sur le tube intestinal se montre d'une façon très-manifeste aux deux extrémités de ce conduit : c'est en vertu de cette excitation périphérique, qui est encore plus prononcée chez ceux qui font en même temps usage du traitement externe, qu'on voit se produire des stomatites, des gonflement des glandes salivaires, des inflammations de la muqueuse pharyngienne, etc. Du côté de l'anus, on observe quelquefois des fluxions hémorrhoïdaires, des irritations de la muqueuse et le réveil d'anciennes fistules qui semblent passer à l'état aigu.

ACTION SUR LE SYSTÈME CIRCULATOIRE.

Nos eaux prises en boisson et en bains ou douches produisent ordinairement, pendant les premiers jours, une accélération notable des mouvements du cœur amenant des pulsations du pouls plus fortes et plus fréquentes. — Cet effet se produit surtout après le bain ou la douche et tend à se dissiper quelques heures après.—

Au bout de plusieurs jours de traitement, cette action excitante s'atténue et le pouls semble baisser de quelques pulsations après le bain.

En somme excitation passagère du système circulatoire, puis sédation très marquée, tels sont les deux effets qu'on observe le plus souvent, lorsque le traitement est pris avec modération. — Parfois cette excitation du début semble reparaître dans le cours du traitement, chez certains sujets nerveux impressionnables et chez ceux qui exagèrent la durée du bain.

Dans certains cas, lorsque le traitement est poussé avec plus d'activité et lorsqu'on a recours aux bains très-chauds, on peut voir ces phénomènes d'excitation s'accentuer et constituer une véritable fièvre qu'on a désignée sous le nom de fièvre thermale.

Les eaux exercent sur la composition du sang des modifications assez importantes qui n'ont pas encore été bien définies. Liebig et Wœlhler admettent que le soufre absorbé sous forme de sulfure ou de sulfite et d'hyposulfite de soude doit, en passant dans le torrent circulatoire, tendre à s'oxyder aux dépens de l'oxygène du sang et à exciter par conséquent l'acte de la respiration, en provoquant une absorption plus active de l'oxygène.

L'absorption des sels alcalins aurait aussi pour effet, d'après Astrié, d'exercer une action fluidifiante sur la fibrine du sang, sans altérer l'élément globulaire, considéré avec juste raison comme l'élément réparateur de nos tissus. Cette action fluidifiante donne au sang une belle couleur rosée qui semble le rendre plus favorable à la nutrition et en même temps plus apte à faciliter la résolution des engorgements ou des congestions chroniques.

Les eaux paraissent produire, outre ces effets chimico-physiques que nous venons de signaler, une action reconstituante résultant des modifications qu'elles impriment à l'élément globulaire du sang.

ACTION SUR LES VOIES RESPIRATOIRES.

Les eaux produisent sur les voies respiratoires une double action : une action générale due à l'absorption des principes minéralisateurs, puis une action localement exercée par les vapeurs et le gaz sulfhydrique.

L'organe pulmonaire, qui présente une des surfaces d'absorption les plus actives, est en même temps un organe d'élimination pour les principes sulfureux qui ont été incomplètement brûlés dans le torrent circulatoire. Cette action élective éliminatrice se traduit par des phénomènes d'excitation d'une intensité très variable. Tantôt cette excitation se borne à une augmentation et à des modifications dans les sécrétions des muqueuses, tantôt elle produit une véritable recrudescence d'irritation laryngo-trachéale ou bronchique. Enfin, dans quelques cas, ces phénomènes peuvent donner lieu à des accidents inflammatoires et obliger à suspendre le traitement.

Lorsque ces symptômes d'excitation sont modérés, ils sont souvent suivis d'une amélioration notable.

Cette action impropre appelée substitutive n'est point indispensable pour amener la guérison. Il suffit de conduire le traitement avec modération pour la prévenir dans bien des cas. On peut dire que ce n'est pas une nouvelle inflammation mais bien une nouvelle allure imprimée à l'affection chronique et qui se prête mieux à la résolution.

ACTION SUR LE SYSTÈME NERVEUX.

Les malades éprouvent, pendant les premiers jours de la cure, une lassitude générale, un sentiment de brisement dans les membres, de la lourdeur de tête et de l'agitation nerveuse amenant soit l'insomnie, soit une tendance au sommeil. — Ces phénomènes se produisent généralement après les premiers bains et se dissipent au bout de quelques jours pour faire place à un sentiment de force et de bien-être général.

Lorsque le traitement est trop énergique ou lorsqu'il n'est pas approprié au tempérament du sujet, on peut voir revenir ces phénomènes qui avaient disparu par le fait de l'accoutumance ; ils se montrent alors avec une intensité beaucoup plus grande et s'accompagnent d'une insomnie pénible, de céphalalgie sus-obitaire, de contractions musculaires involontaires et parfois du réveil de certaines névralgies qui avaient disparu depuis quelque temps. — Ils ne se produisent généralement que chez les sujets très nerveux et irritables et chez ceux qui ont abusé du traitement. Certaines personnes n'éprouvent, dans le cours de la cure, que la sensation de force et de bien-être général qui résulte de l'action hypersthénique que les eaux exercent sur le système nerveux central et périphérique.

ACTION SUR LES ORGANES GÉNITO-URINAIRES.

Les eaux activent les fonctions des reins et modifient leurs sécrétions. Les urines augmentent de quantité et deviennent neutres et même alcalines. Pendant les premiers jours de la cure, elles donnent lieu, chez certaines personnes, à un dépôt sédimenteux, briqueté, constitué par des petits cristaux d'acide urique et d'urate de soude.

Les eaux ne se bornent pas à exciter l'activité fonctionnelle des reins, mais elles produisent, sur la muqueuse urinaire, la même action irritative que sur les muqueuses des voies respiratoires et digestives. Aussi voit-on, sous cette influence, les blennorrhagies et les cystites chroniques éprouver des retours d'acuité. De même on voit reparaître dans quelques cas des blennorrhagies qui paraissaient guéries depuis quelque temps.

L'appareil rénal constitue une voie d'élimination assez active pour les principes minéralisateurs des eaux, car on en retrouve de notables quantités dans les urines.

Les eaux exercent également une action perturbatrice sur les organes génitaux : chez l'homme, elles amènent des érections, des pollutions nocturnes ; chez la femme, elles rendent le flux menstruel plus abondant et avancent l'époque de la menstruation. — Chez quelques femmes, surtout chez celles qui approchent de l'âge critique, il n'est pas rare de voir le flux menstruel retarder ou même se supprimer complètement pendant la cure, pour revenir après la cessation des eaux.

ACTION SUR LA PEAU.

Les eaux impriment à la circulation capillaire de la peau le même mouvement d'excitation périphérique que nous avons signalé pour la plupart des muqueuses.

Cette action se traduit par une augmentation de la transpiration insensible et des sécrétions de la peau, par des démangeaisons plus ou moins générales et par des éruptions de nature et de forme variées. Ce sont tantôt des papules d'urticaire, des vésicules, des plaques d'érythèmes et le plus souvent des éruptions furonculeuses qui persistent après la cure.

Ces éruptions, qui constituent la *poussée* lorsqu'elles sont très étendues, ne doivent pas être considérées comme un effet constant et nécessaire de nos eaux, parce qu'on ne l'observe que dans un nombre de cas assez limités. Dans certaines stations où l'on prend des bains prolongés, comme à Louesche, cette poussée devient considérable et est regardée comme une condition indispensable à la cure.

Ce mouvement d'expansion périphérique ne doit pas être considéré comme l'effet exclusif des applications locales de l'eau en bains ou en douches, mais aussi comme l'effet de la présence dans le torrent circulatoire, des principes minéralisateurs, que ces derniers aient pénétré dans l'organisme par la boisson ou par le bain. La peau est en effet, comme les muqueuses rénale et respiratoire, une voie d'élimination active des principes minéralisateurs.

Les eaux produisent souvent, chez les personnes atteintes d'affections cutanées, la même recrudescence irritative que celle que nous avons signalée pour les inflammations des muqueuses. On voit aussi, sous l'influence du traitement thermal, les vésicatoires s'enflammer, les plaies anciennes s'animer et donner lieu à une suppuration plus abondante.

C'est également en vertu de ce mouvement d'expansion périphérique, qu'on voit se produire des manifestations d'une diathèse qui était restée latente jusque là.

ACCIDENTS DE LA CURE.

La plupart des phénomènes que nous venons d'étudier sont de courte durée et disparaissent généralement au bout de quelques jours. Il semble à ce moment que le sujet se soit habitué à l'usage des eaux, en un mot, que la tolérance se soit établie. Mais si le traitement vient à être poussé avec plus d'énergie ou s'il n'est pas approprié au tempérament du sujet, on voit reparaître certains troubles qu'on peut rapporter à cet état particulier qu'on a désigné sous le nom de *Saturation thermale*. Ces troubles peuvent augmenter d'intensité et constituer, dans quelques cas, de véritables accidents.

Les principaux accidents qu'on observe à Amélie sont : la fièvre thermale, la poussée et l'hémoptysie.

1° La fièvre thermale est ordinairement précédée de prodromes tels que l'insommie, l'agitation nerveuse, l'inappétence, une lassitude très grande, etc.; elle s'annonce par des frissons plus ou moins intenses et donne lieu à un pouls plein et fréquent, à de la chaleur et de la sécheresse à la peau, etc.

L'apparition de la fièvre thermale doit toujours être considérée comme un accident. Sa production n'est nullement nécessaire à la guérison et elle doit même être évitée avec soin, d'autant plus qu'elle oblige à suspendre le traitement pendant plusieurs jours. Cet accident, qui n'est que l'exagération des phénomènes physiologiques produits sur le système circulatoire, ne se montre le plus souvent que lorsque le traitement est mal dirigé ou mal suivi. Il ne faut pas le confondre avec la fièvre liée à un embarras gastrique ou à une recrudescence inflammatoire.

La fièvre thermale tombe généralement d'elle-même, lorsqu'on a suspendu le traitement.

2° La poussée est un accident qui s'annonce ordinairement par des sueurs excessives, par une démangeaison très-vive dégénérant parfois en une véritable cuisson. Puis surviennent les éruptions de nature variée que nous avons signalées plus haut. Ces éruptions sont souvent précédées par de la courbature, de la fièvre, de la sécheresse à la peau et elles s'accompagnent quelquefois de troubles gastriques.

Comme la fièvre thermale, la poussée est un accident qu'on doit prévenir le plus souvent, mais qui peut être provoqué dans des cas très-limités.

3° L'excitation du système circulatoire produite par les eaux peut, chez certains sujets, amener une congestion des organes respiratoires et favoriser la production d'une hémoptysie. Cet accident se montre quelquefois chez les phthisiques ou chez les individus prédisposés par leur tempérament aux congestions actives.

Il est rare cependant qu'on observe une forte hémoptysie, mais souvent les malades rendent des crachats sanglants ou striés de sang ; le médecin doit, dans la majorité des cas, suspendre le traitement, afin de prévenir· l'apparition d'un véritable crachement de sang.

Enfin on voit quelquefois survenir, du côté du système nerveux, des accidents qui réclament immédiatement la suspension du traitement thermal ; ce sont des céphalalgies vives, des palpitations nerveuses, de la dyspnée, des névralgies, etc., et, dans quelques cas, un véritable éréthisme nerveux.

Tous les phénomènes physiologiques et tous les accidents que nous venons de passer en revue sont plus ou moins marqués, avons-nous dit, suivant certaines circonstances dont il est bon d'étudier l'influence.

Le mode d'administration des eaux est important à considérer dans la production de tous ces phénomènes. Si l'eau est donnée exclusivement en boisson et à dose modérée, les phénomènes d'excitation sont peu prononcés et cessent de très bonne heure. Les troubles que l'on observe se passent principalement du côté du système digestif et du système nerveux. Quand l'eau est administrée en bains, les phénomènes d'excitation sont d'autant plus marqués que la température de l'eau est plus élevée. Ce sont précisément les bains chauds et prolongés qui amènent presque infailliblement la poussée. L'eau prise en bains produit plus de retentissement sur l'économie que l'eau en boisson, bien que l'absorption de l'eau et de ses éléments minéralisateurs soit moins complète que dans ce dernier cas. Cela vient de ce que, dans le bain, l'action de l'eau jointe à l'action du calorique, s'exerce sur une plus grande surface de l'économie. — Les douches produisent également des phénomènes d'excitation parfois très considérables. Si l'eau est donnée en même temps en bains et en douches, l'excitation générale est encore plus marquée et arrive beaucoup plus tôt.

Enfin, nous avons vu que le tempérament du sujet exerçait une grande influence sur l'apparition de tous ces phénomènes. Le tempérament sanguin prédispose

la forme des inflammations et des irritations chroniques.

Outre ces différentes actions qui peuvent être obtenues en modifiant les principales applications du traitement thermal, les eaux possèdent des propriétés altérantes, dues à leur composition chimique, et qui leur permettent d'agir directement sur certains états constitutionnels et diathésiques. Cette action altérante peut être comparée à celle des spécifiques. Elle s'exerce d'une manière insensible, dans tout l'organisme, sans produire de modifications physiologiques apparentes.

En somme nous voyons que l'action curative des eaux dérive des effets variés qu'elles sont susceptibles de produire, et non pas seulement de leurs propriétés excitantes, comme l'ont soutenu certains auteurs Du reste, l'excitation thermo-minérale est elle-même très-complexe. Elle présente, comme nous l'avons vu, plusieurs degrés, depuis la simple stimulation fonctionnelle des organes jusqu'à la fièvre d'excitation ou thermale.

Pour bien comprendre l'action thérapeutique de nos eaux, nous pensons qu'il est préférable d'indiquer les différentes affections qui peuvent être heureusement modifiées par leur emploi et d'étudier, dans chaque classe de maladies, les modifications apparentes que la cure thermale semble imprimer à l'organisme pour amener la guérison.

Les eaux d'Amélie conviennent spécialement à la diathèse herpétique et aux affections catarrhales des

organes respiratoires. Elles peuvent s'appliquer au traitement d'un certain nombre d'affections pour lesquelles elles ne constituent pas un médicament spécial,
mais qui peuvent être favorablement modifiées par leur
mode d'administration et par les circonstances acces-
soires de la cure thermale. Ces affections sont : le
rhumathisme, la scrofule et la syphilis.

Enfin nous montrerons, en dernier lieu, qu'elles
peuvent rendre quelques services dans les affections
utérines, les paralysies, les catarrhes de vessie et dans
les affections chirurgicales.

Dermatoses, Diathèse herpétique.

Les eaux d'Amélie présentent des conditions très-
avantageuses pour le traitement des maladies de la
peau : on peut en effet graduer le traitement thermal et
l'approprier à toutes les formes de dermatoses, soit au
moyen des eaux sulfureuses employées en nature, soit
au moyen des eaux dégénérées qui sont douées de
propriétés moins excitantes. Elles peuvent remplir deux
ordres d'indications : des indications générales se rapportant à l'état constitutionnel ou diathésique et des
indications relatives au siège et au caractère de l'éruption. Il est donc très-important de ne pas se borner à
faire le diagnostic de la lésion anatomique et de recher-

cher sa cause, afin de pouvoir modifier le traitement selon la nature de l'affection qui la tient sous sa dépendance.

Il est quelques dermatoses qui ne peuvent être rattachées à aucune diathèse ou à aucun état général bien défini, soit par l'absence d'antécédents, soit par leurs caractères symptomatiques. Elle peuvent être dues à des contacts irritants sur la peau, à un défaut de propreté, à l'usage habituel de certains aliments ou à d'autres influences générales, telles que la puberté et l'âge critique. Ces éruptions qui résistent parfois aux moyens ordinaires de la thérapeutique, guérissent généralement par l'emploi des eaux d'Amélie.

Les dermatoses qui sont traitées avec le plus de succès par nos eaux, sont celles qui se rattachent au vice herpétique.

Ces dermatoses qu'on désigne vulgairement sous le nom de dartres, sont de beaucoup les plus communes. Elles sont le plus souvent héréditaires, elles s'accompagnent de démangeaison et elles ont une grande tendance à récidiver et à s'étendre à la surface du corps.

Ces eaux peuvent combattre efficacement non-seulement les manifestations locales de la diathèse herpétique, mais encore la diathèse elle-même. On doit employer contre ces affections l'eau en boisson, les bains de piscine ou de baignoire, les douches et les bains d'étuves, en un mot, des modificateurs puissants.

Le tempérament du malade doit être pris en grande considération, quand il s'agit de prescrire le traitement.

Si le sujet est doué d'un tempérament lymphatique, on pourra ordonner des bains de piscine prolongés, des douches locales, des bains de vapeur, sans craindre les effets de l'excitation thermale. Si le sujet est nerveux ou sanguin, on devra lui prescrire des bains sulfureux tempérés et de courte durée, ou mieux des bains d'eaux dégénérées et très alcalines ; et si l'état du malade l'exige, on pourra faire précéder l'emploi des eaux d'un traitement préparatoire.

L'état actuel de l'éruption, son degré d'ancienneté, peuvent aussi donner lieu à quelques indications.

Si l'éruption est le siège d'une irritation momentanée ou d'une exacerbation, le traitement thermal doit être généralement suspendu ; si au contraire elle ne présente aucune trace d'acuité, le traitement doit être poussé avec beaucoup d'énergie, en consultant toutefois le tempérament et l'impressionnabilité du sujet. D'une façon générale, on peut dire que les formes sèches réclament des moyens de traitement beaucoup plus puissants que les formes humides.

Lorsque les dartres sont sujettes à des exacerbations irritatives, il faut éviter l'excitation thermale et recourir de préférence aux eaux dégénérées.

Dans les dartres humides et invétérées, les eaux doivent être prescrites avec ménagement, parce que la disparition brusque de l'irruption pourrait être suivie d'accidents graves, et même, si le sujet est très-âgé, il vaut mieux s'abstenir de tout traitement thermal.

La diathèse herpétique ne s'accuse pas toujours par des éruptions à la peau ; elle peut aussi donner lieu à des inflammations des muqueuses, des névralgies et des troubles variés du système nerveux. Nos eaux sont généralement employées avec succès contre ces manifestations anormales de la diathèse ; elles modifient l'état constitutionnel par leur action altérante, et elles produisent sur la peau une action révulsive et dérivative qui peut provoquer des manifestations extérieures.

Toutes les formes de dermatoses ne sont pas combattues avec le même succès par le traitement thermal. L'eczéma, l'impétigo et en général toutes les formes humides guérissent beaucoup plus facilement que les formes sèches. Le psoriasis, l'icthyose résistent quelquefois longtemps à l'action des eaux, mais ils sont souvent modifiés avantageusement sous l'influence d'un traitement suffisamment long.

Nos eaux triomphent plus facilement du prurigo, du lichen et du pityriasis que de l'acné et surtout de la variété rosacea qui se montre souvent réfractaire au traitement.

Lorsque l'éruption est ancienne et que la peau est fortement altérée dans sa structure, comme dans les lupus tuberculeux ou ulcéreux, les eaux amènent rarement une guérison complète, mais elles peuvent produire des changements notables dans la lésion anatomique.

Les dermatoses soumises à l'emploi de nos eaux éprouvent, vers le 12e ou le 15e jour du traitement et quelquefois plus tard, des modifications de leurs sécrétions et de leur coloration dues à un état fluxionnaire qui semble les ramener à l'état aigu. Cette poussée inflammatoire est peu à craindre dans les éruptions sèches et très anciennes, mais elle doit être surveillée attentivement quand elle survient dans les éruptions humides. Lorsqu'elle est trop intense et lorsqu'elle se reproduit plusieurs fois dans le cours de la cure, il est souvent nécessaire de supendre le traitement ou de le modifier dans son application. Cette période d'excitation, qui se montre dans la plupart des cas et qui amène souvent une terminaison heureuse, n'est pourtant pas indispensable à la guérison, car on voit des éruptions disparaître complètement sans avoir passé par cette période aiguë.

En somme, les eaux paraissent agir dans les affections herpétiques et sur la diathèse par leurs principes actifs, et sur ses manifestations par leur contact avec la peau. Le premier mode d'action nous est tout à fait inconnu dans son essence et peut être comparé à celui des médicaments spécifiques. Quant au deuxième mode d'action, il rappelle le plus souvent les mêmes effets que produisent les médicaments substitutifs.

Le traitement de la diathèse herpétique et de ses diverses manifestations doit être prolongé quelque temps après la disparition des accidents pour éviter les récidives ; le plus souvent il est nécessaire de prescrire plusieurs saisons pour modifier efficacement le fond diathésique.

Dans les dermatoses, la partie la plus importante de la médication est celle qui s'applique directement à la peau. Cependant l'emploi de la boisson est indiqué pour combattre plus spécialement la diathèse et pour favoriser l'action des moyens externes sur les manifestations cutanées.

Lorsque ces affections semblent être réfractaires à l'action des eaux, il est souvent avantageux de combiner la médication thermale avec d'autres médications.

Les eaux d'Amélie, comme presque toutes les eaux sulfureuses, exercent une action spéciale non-seulement sur les affections herpétiques mais encore sur toutes les dermatoses considérées en elles-mêmes. Aussi elles peuvent être utilement employées contre les éruptions liées à la scrofule qui sont désignées sous le nom de *scrofulides*. Dans ce cas elles agissent presque uniquement sur les manifestations cutanées, car elles ont peu de prise sur la diathèse. Leur efficacité est beaucoup plus grande lorsque la diathèse herpétique a joint son action à celle de la diathèse scrofuleuse pour produire des éruptions sur la peau. Elle peuvent aussi agir efficacement sur les affections cutanées de nature arthritique, mais elles sont tout à fait impuissantes dans les dermatoses produites et entretenues par des animaux ou des végétaux parasites.

Affections catarrhales des voies respiratoires.

Nous comprendrons sous ce titre : le catarrhe bronchique, la congestion pulmonaire chronique, la laryngite et la pharyngite chronique, l'asthme et la phthisie pulmonaire.

BRONCHITE CHRONIQUE OU CATARRHE BRONCHIQUE.

La bronchite chronique est une des affections qu'on traite le plus généralement à Amélie, pendant l'hiver, et une de celles qui s'accomodent le mieux de la cure thermale. — L'efficacité incontestable dont jouissent les eaux d'Amélie, dans le traitement de cette affection, a sa raison d'être dans l'action élective spéciale qu'elles produisent sur la muqueuse bronchique et dans l'action curative qu'elles exercent sur les principaux états constitutionnels ou diathésiques qui dominent fréquemment la maladie locale.

La bronchite chronique constitue, en effet, rarement un état simple. Le plus souvent elle est liée à l'existence d'une diathèse qui lui imprime des caractères spéciaux et une ténacité particulière Quelquefois même le catarrhe bronchique semble se développer directement sous l'influence d'un état diathésique, et, dans ce cas, il peut être considéré comme une manifestation anormale de la diathèse.

Les principales diathèses qui dominent le catarrhe bronchique sont l'herpétisme, la scrofule et l'arthritis. Les trois formes auxquelles elles donnent lieu se distinguent par des caractères assez tranchés. Ainsi le catarrhe herpétique est caractérisé par la fréquence de points névralgiques intercostaux, par l'alternative d'apparition de dartres cutanées et d'inflammations ou de fluxions bronchiques. La toux et l'expectoration varient suivant la forme qu'affecte le catarrhe qui, comme la dartre cutanée, peut se présenter sous les deux formes sèche ou humide. Dans le premier cas, la fluxion érythèmateuse de la muqueuse donne lieu à des quintes de toux sèche accompagnées de sensations d'aridité et de chaleur dans la poitrine. — Dans la forme humide, l'inflammation atteint généralement les follicules muqueux et produit quelquefois l'hypertrophie folliculaire. Dans ce cas l'expectoration est visqueuse, plus ou moins abondante, et s'accompagne de sifflements trachéaux.

Le catarrhe qui se montre fréquemment chez les scrofuleux est caractérisé par une expectoration muco-albuminoïde ou purulente abondante et par l'inflammation granuleuse de la muqueuse des voies aériennes ; il produit rarement des douleurs thoraciques.

Le catarrhe lié à l'arthritis donne lieu à une dyspnée intermittente et à des quintes de toux sèche se terminant par une expectoration muco-séreuse ou pituiteuse. On le reconnaît également aux antécédents du malade et surtout aux alternatives de rhumatisme ou de goutte et de fluxions bronchiques.

Ces trois formes de bronchite se trouvent généralement bien de l'emploi des eaux d'Amélie, mais à des degrés différents. Ainsi, dans les deux premières, nos eaux déterminent, par leurs propriétés altérantes et reconstituantes, une action curative plus profonde que dans la forme arthritique, où elles ne peuvent produire, dans certains cas, qu'une action palliative.

En dehors de ces catarrhes diathésiques, on observe quelques cas de bronchite chronique qu'on ne peut rattacher à aucune affection générale et dont la persistance peut être due à un manque de soins ou à des infractions aux règles de l'hygiène. Ces cas simples guérissent sans l'emploi des eaux et avec les secours ordinaires de la thérapeutique. Cependant les eaux peuvent intervenir utilement lorsque le catarrhe a produit, par sa durée, une altération profonde de la constitution qui réagit à son tour sur la maladie et entretient la chronicité.

Les eaux peuvent également être indiquées lorsque le catarrhe a pour point de départ des inflammations répétées qui ont laissé à leur suite des modifications de texture de la muqueuse et une exagération de la sécrétion constituant une sorte d'habitude morbide. Ces catarrhes qui se montrent généralement chez des sujets lymphatiques ou sur des constitutions délabrées ou anémiées, guérissent facilement sous l'influence de nos eaux, dont les propriétés reconstituantes viennent en aide à l'action directe qu'elles exercent sur la muqueuse bronchique.

Nos eaux peuvent être utilement employées, à titre de médication préventive, pour combattre un état de susceptibilité très grande de la muqueuse bronchique qu'on rencontre chez quelques personnes, et qui, joint à certaines conditions de tempérament ou de constitution, peut favoriser le développement d'un catarrhe.

On peut dire, d'une façon générale, que toutes les formes de bronchites chroniques peuvent être traitées avantageusement par les eaux d'Amélie, puisque les contre-indications absolues à leur emploi se rapportent aux complications du catarrhe plutôt qu'à l'affection elle-même. Ce sont : les affections du cœur et des gros vaisseaux, les névroses et les affections des centres nerveux.

Cependant il est bon de tenir compte, dans le traitement du catarrhe bronchique, du tempérament du malade, du degré d'ancienneté de la maladie, de l'abondance de l'expectoration et de certaines circonstances qui peuvent faire modifier les indications du traitement et exiger des précautions dans l'administration des eaux. Ainsi nous voyons que la médication sulfureuse, qui convient surtout au catarrhe développé sur des tempéraments lymphatiques et des constitutions atoniques, réclame beaucoup de ménagements lorsqu'on a affaire à des sujets nerveux excitables ou névropathiques. Cette remarque peut s'appliquer aussi aux sujets sanguins et à ceux dont le cœur n'est pas dans un état d'intégrité complète.

Les catarrhes anciens et à sécrétions abondantes doivent être traités avec modération. On ne doit pas chercher à les guérir trop promptement parce que la suppression brusque d'une sécrétion à laquelle l'économie s'est habituée depuis longtemps et qui doit être considérée comme un émonctoire naturel peut produire de graves accidents.

Aussi les eaux devront-elles être employées avec beaucoup de prudence dans le catarrhe des vieillards qui agit en quelque sorte en suppléant les fonctions de la peau devenues très imparfaites par suite des progrès de l'âge. Elles peuvent cependant intervenir utilement toutes les fois que la sécrétion bronchique peut, par son abondance, altérer l'économie, et lorsque le catarrhe se complique d'un état de susceptibilité bronchique qui tend à produire des exacerbations fréquentes et à favoriser le développement des dilatations bronchiques ou des emphysèmes plus ou moins généralisés. Du reste, dans la plupart des catarrhes séniles, il ne faut demander aux eaux qu'une action palliative et écarter toute action perturbatrice, parce qu'on ne peut que modifier et non supprimer les actes pathologique anciens chez les vieillards.

La tendance aux recrudescences aiguës, la disposition aux congestions et aux engorgements pulmonaires sont des circonstances qui doivent faire modifier l'administration du traitement thermal. Il va sans dire qu'il doit

toujours être suspendu pendant les périodes d'exacerbation et toutes les fois que le catarrhe se complique
d'un accident aigu.

La boisson, les inhalations, les bains de pieds et les
douches révulsives constituent la base du traitement du
catarrhe bronchique. Les bains ou les demi-bains peuvent former le complément du traitement, dans certains
cas, pour combattre la cause générale qui entretient le
catarrhe.

La médication doit être modifiée suivant les tempéraments et adaptée aux différentes formes que peut
revêtir cette affection.

Lorsqu'on a affaire à des tempéraments nerveux
excitables ou disposés aux congestions, c'est-à-dire à
des sujets qui ne peuvent supporter sans danger la
moindre excitation thermale, on doit limiter le traitement à la boisson à petites doses, aux bains de pieds et
aux inhalations de courte durée.

On agira de la même façon dans les cas de catarrhes
généralisés compliqués d'emphysème étendu et déter-
minant une dyspnée assez intense. On emploiera au
contraire une médication un peu active, comprenant,
outre la boisson et les inhalations répétées et prolongées,
des bains et des douches révulsives dans les catarrhes
développés sur des sujets lymphatiques et atones, et
surtout lorsque l'affection est limitée et siège principalement dans les grosses bronches.

Les catarrhes arthritiques se trouvent mieux des eaux
dégénérées et alcalines, tandis que les sources les plus

fortes doivent être réservées aux herpétiques et surtout aux scrofuleux. Dans le premier cas, on doit prescrire des inhalations courtes et un traitement externe modéré pour éviter autant que possible l'action perturbatrice des eaux qui pourrait provoquer des manifestations arthritiques irrégulières ou anormales.

Il n'en est pas de même dans les formes scrofuleuses dans lesquelles on peut provoquer un certain degré d'excitation thermale par des bains et des douches et par des inhalations de longue durée.

Dans les formes herpétiques, les inhalations doivent être répétées et plus courtes que dans le cas précédent. On peut également employer avec avantage les bains ou demi-bains et les douches révulsives pour activer les fonctions de la peau et provoquer autant que possible des manifestations diathésiques sur cet organe.

Le mode d'action que les eaux exercent sur le catarrhe bronchique est facile à comprendre. Elles produisent sur la muqueuse des voies respiratoires une action élective spéciale résultant de l'élimination d'une partie des principes sulfurés introduits dans le torrent circulatoire par les divers modes d'application du traitement. A cette action élective viennent encore s'ajouter les effets topiques produits sur la muqueuse par le contact des vapeurs sulfureuses.

C'est à cette double action locale qu'il faut attribuer les changements qui s'opèrent, au bout de quelques jours de traitement, du côté des sécrétions bronchiques : la toux devient plus fréquente et plus facile et l'expectoration plus abondante ; en même temps les crachats changent de nature et se fluidifient ; de muco-purulents ils deviennent muqueux et séro-muqueux, puis ils diminuent peu à peu de quantité jusqu'à la guérison. Ce résultat s'obtient quelquefois assez rapidement, lorsque le catharre n'est pas trop ancien et lorsque la muqueuse aérienne n'est pas altérée dans sa texture. Dans ce dernier cas, il faut des traitements longs et répétés pour amener une guérison complète.

On voit quelquefois survenir, dans le cours de la cure, des phénomènes d'excitation locale et générale qui obligent à suspendre momentanément le traitement. Ce sont : une recrudescence de toux coïncidant avec une diminution de l'expectoration, le réveil de douleurs thoraciques, l'augmentation de la dyspnée, de l'insomnie, de l'agitation la nuit, etc.

Le plus souvent il suffit de suspendre le traitement pendant quelques jours pour voir ces accidents s'amender et faire place à une amélioration marquée.

Dans quelques cas, cependant, on voit cette excitation locale dépasser une certaine limite et donner lieu à des congestions pulmonaire ou à des hémoptysies qui obligent à recourir à l'emploi d'autres moyens thérapeutiques.

L'amélioration qui se produit souvent à la suite de ces exacerbations locales (lorsqu'elles sont modérées) a fait dire à quelques médecins que cette action des eaux pouvait être comparée à celle des médicaments substitutifs ou homœopathiques.

Il est facile de comprendre que cette prétendue irritation substitutive n'est pas une nouvelle inflammation
mais bien une nouvelle forme imprimée à l'affection
qui se prête mieux à la résolution. Elle n'est qu'un
effet du traitement et non un accident nécessaire pour
arriver à la guérison. Il y a, en effet un grand nombre
de cas où la guérison se produit sans le secours de cette
irritation substitutive. D'autre part on emploie avec
avantage la médication sulfureuse dans les cas de
susceptibilité de la muqueuse sans flux catarrhal. Il
s'agit donc là d'une action spéciale analogue à celle que
produisent les médicaments béchiques ou expectorants.

Cette action spéciale et résolutive exercée sur le
catarrhe est en outre favorisée par l'action curative
(altérante et reconstituante) que nos eaux produisent
sur la cause générale qui entretient la maladie locale, et
par l'action révulsive qu'elles peuvent exercer sur la
peau. C'est en vertu de cette action révulsive et de
l'action excitante générale de la médication qu'on voit
quelquefois se produire, dans le cours du traitement,
des manifestations diathésiques extérieures qui peuvent
juger l'affection bronchique.

Congestion pulmonaire chronique.

Cet état morbide, qui était autrefois confondu avec
d'autre affections des voies respiratoires et surtout avec

la bronchite chronique et la tuberculose avec lesquelles il coexiste fréquemment, a été parfaitement décrit, il y a quelques année, par M. Bouchut. Il consiste dans une sub-inflammation ou une hyperémie partielle du poumon et se traduit par des signes physiques qui se rapprochent beaucoup de ceux de la phthisie au premier degré.

Aussi le diagnostic différentiel de ces deux affections présente-t-il de grandes difficultés et donne-t-il souvent lieu à des erreurs. C'est bien ce qui a fait dire à M. Bouchut que les phthisies au premier degré que l'on guérit aux eaux sulfureuses ne sont que des congestions pulmonaires chroniques. Cette assertion qu'il nous a été donné de confirmer assez souvent à Amélie, me paraît cependant beaucoup trop générale, parce qu'elle semble impliquer d'une façon absolue l'inefficacité des eaux dans la phthisie au premier degré.

La congestion pulmonaire chronique débute rarement d'emblée; elle succède souvent à des fièvres éruptives, à des congestions aiguës, à des pleuro-pneumonies, des pleuro-bronchites, etc. Le plus souvent elle est entretenue par l'herpétisme, la scrofule ou la tuberculose.

Elle donne lieu aux mêmes indications que la bronchite chronique et elle réclame le même mode de traitement que cette affection dont elle constitue une complication assez fréquente.

Laryngite chronique et Angine granuleuse.

La laryngite chronique ou catarrhe laryngé présente différents degrés, depuis la simple tendance à l'enrouement jusqu'à l'aphonie complète [1]. Elle constitue rarement une affection locale et bien limitée ; le plus souvent elle est l'expression d'un état constitutionnel ou diathésique et elle se lie soit à une pharyngite granuleuse dont elle n'est que l'extension, soit à un catarrhe des bronches. Dans ce dernier cas, son traitement doit être rapproché de celui de l'affection bronchique dont elle constitue un épiphénomène. Outre les moyens propres à combattre le catarrhe bronchique, on doit employer les gargarismes, les pulvérisations et les douches pulvérisées.

La laryngite liée à la pharyngite granuleuse exige le même traitement que cette affection dont nous allons nous occuper.

L'angine granuleuse ou glanduleuse est une affection des plus communes. Elle est caractérisée, anatomiquement, par le développement exagéré des glandules muqueuses et par une hyperémie de la muqueuse qui est toujours plus ou moins gonflée ou hypertrophiée.

(1) Je ne parle pas évidemment de l'aphonie due à la destruction des cordes vocales qu'on rencontre dans la phthisie laryngée et dans la laryngite syphilitique, parce que le traitement de ces deux affections ne peut pas être séparé de celui des deux diathèses qui leur ont donné naissance.

Lorsque l'affection est limitée à la partie postérieure du pharynx, elle peut n'être pas incommodante et passer inaperçue ; mais il n'en est pas de même lorsqu'elle s'étend dans l'arrière-cavité des fosses nasales ou lorsqu'elle envahit la base de la langue, l'épiglotte, les replis arythéno-épiglottiques et enfin la glotte Dans ces cas, elle détermine des sensations de sécheresse, des chatouillements incommodes et des picotements qui obligent les malades à tousser ou à faire un raclement laryngien qu'on a désigné par le mot anglais *Hem*. Elle entraîne le plus souvent des modifications de la voix qui peuvent porter sur la puissance, le timbre ou la tonalité. Les sécrétions produites par les glandes hypertrophiées donnent lieu à des crachats globuleux, d'une consistance plus ou moins grande, ressemblant fréquemment à de la colle.

L'angine granuleuse succède quelquefois à des inflammations répétées de la muqueuse; parfois elle est entretenue par le lymphatisme ou la scrofule, et, dans ce cas, elle coïncide presque toujours avec un catarrhe bronchique ou avec la phthisie; mais le plus souvent elle se lie à l'herpétisme dont elle est une des manifestations les plus fréquentes. L'angine herpétique est extrêmement tenace; on la voit quelquefois se calmer, puis reparaître, à certaines époques, sous l'influence de l'abus de la parole ou d'un refroidissement.

Le traitement de l'angine granuleuse doit être à la fois général et local. Le traitement général qui comprend la boisson, les bains et lès douches, doit s'adresser à l'herpétisme ou à la cause générale qui entretient l'affection, et, en même temps, produire une action révulsive et dérivative sur la surface cutanée. Ce traitement peut être plus ou moins énergique suivant le tempérament du malade, sa constitution, et suivant que l'affection est simple ou compliquée.

Le traitement local consiste surtout dans l'emploi des moyens propres à mettre l'eau sulfureuse en contact plus ou moins prolongé avec la muqueuse malade. Ce sont les gargarismes, les pulvérisations, les inhalations et les irrigations nasales ou pharyngiennes. Tous ces moyens ont pour but de déterger la muqueuse, de modifier sa vitalité et de produire une sorte de massage qui tend à favoriser la résolution des parties engorgées.

Au bout de quelques jours de traitement, la sensation de sécheresse et d'ardeur à la gorge diminue, l'expectoration augmente, devient plus fluide et diminue ensuite progressivement à mesure que l'amélioration semble s'accentuer. Il se produit là une sorte de déplétion humorale comparable à celle qu'on observe dans le catarrhe bronchique. En même temps, on voit les granulations s'affaisser, les veines paraître moins saillantes, et la muqueuse devenir plus égale, moins rouge et se débarrasser des mucosités qui la tapissaient auparavant. La voix éprouve également des modifications favorables; elle paraît d'abord moins voilée, plus facile, et elle tend ensuite à reprendre sa force.

Lorsque le traitement est un peu énergique, il est rare qu'il ne se produise pas, dans le cours de la cure, une exacerbation irritative de la muqueuse qui disparaît assez promptement, lorsqu'on suspend le traitement. Cette excitation locale est fréquemment suivie d'une amélioration sensible.

La pharyngite granuleuse simple guérit facilement sous l'influence de nos eaux ; il n'en est pas de même de la pharyngite herpétique, qui réclame souvent plusieurs saisons.

Asthme [1].

Comme la plupart des affections chroniques, l'asthme est le plus souvent lié à l'existence d'une affection constitutionnelle diathésique qui le domine et lui imprime des caractères spéciaux. Les deux diathèses qui coexistent le plus souvent avec l'asthme sont l'herpétisme et l'arthritis. Le rôle que ces deux affections exercent dans la production de l'asthme est encore assez obscur. Doit-on considérer l'asthme comme une manifestation diathésique, ou comme le résultat d'une métastase de la diathèse sur la muqueuse bronchique ? Ces deux opinions ont leur raison d'être, comme le montrent les faits suivants : on voit souvent les accès d'asthme survenir après la disparition d'éruptions herpétiques ou eczémateuses,

(1) Ce chapitre est extrait de notre Mémoire sur l'asthme et son traitement par les eaux d'Amélie.

où après la disparition des douleurs goutteuses ; et, dans tous ces cas, il suffit de rappeler les manifestations diathésiques sur la peau ou sur une articulation, pour voir cesser les accès.

D'un autre côté, il n'est pas rare de rencontrer des asthmatique qui n'ont jamais présenté de manifestations franchement herpétiques ou arthritiques, mais qui, nés de parents dartreux ou goutteux, ont été sujets à des accidents névropathiques (gastralgie, migraine, névralgie, etc.) jusqu'à l'époque où l'asthme s'est déclaré. Ne doit-on pas voir dans ce fait un exemple de mutations des manifestations d'une même diathèse ? Nous avons, du reste, un exemple de la transformation des affections morbides les unes dans les autres, dans la chorée, qui n'est le plus souvent, d'après les travaux de M. Sée, que l'expression d'une affection rhumatismale. Ainsi donc, rien ne répugne à admettre cette opinion ; l'analogie et l'examen direct des faits viennent la confirmer. On pourrait peut-être invoquer, pour expliquer ces faits, un vice de nutrition des tissus nerveux ; mais c'est là une pure hypothèse qui ne s'appuie sur aucune preuve sérieuse.

Les services que les eaux d'Amélie-les-Bains peuvent rendre dans les affections asthmatiques, se rapportent principalement à l'élément catarrhal et aux affections diathésiques qui dominent parfois l'asthme. Elles n'ont, en effet, qu'une action indirecte sur le fond de la maladie, c'est-à-dire sur l'élément nerveux ; aussi conviennent-elles plus spécialement à la forme humide, à celle dans laquelle l'élément catarrhal prédomine. Toutefois, nous devons faire une exception en faveur des cas d'asthme nerveux se rattachant directement à l'herpétisme. Si le plus souvent les eaux ne peuvent exercer qu'une action simplement palliative, elles peuvent cependant, dans un certain nombre de cas, produire des effets durables. Eloigner les accès et diminuer leur intensité, tel est le but qu'on doit se proposer en appliquant la médication sulfureuse à l'asthme.

Le traitement thermal peut être employé non-seulement dans l'intervalle des accès, pour combattre le catarrhe et l'affection diathésique concomitante, mais encore il peut être dirigé avec avantage contre l'attaque elle-même. Il ne doit être employé que tout à fait au début ou au déclin de l'accès. Toutes les fois que je l'ai appliqué dans la période paroxystique des accès, j'ai vu les phénomènes nerveux et la congestion bronchique augmenter, tandis qu'en choisissant les moments de calme, j'ai pu enrayer des attaques ou hâter leur terminaison.

Le traitement employé se compose de douches révulsives, de demi-bains et d'inhalations. La douche révulsive appliquée sur les extrémités inférieures a une action très énergique et doit être préférée toutes les fois qu'elle est bien supportée. Elle est quelquefois mal tolérée lorsqu'elle est administrée à des sujets faibles ou très-nerveux chez lesquels les réactions sont difficiles à bien régler. Dans ces cas, elle peut augmenter la congestion pulmonaire et amener un redoublement de l'accès. Il faut alors substituer le demi-bain à la douche.

La douche révulsive doit avoir une durée très-courte, de huit ou dix minutes au plus, pour ne pas amener une réaction trop vive. Sa température doit être progressivement croissante de 37 à 40° C.

Appliquée de cette façon, la douche agit de deux manières : 1° en produisant sur les extrémités inférieures une action révulsive énergique qui a pour résultat de réagir directement sur la congestion bronchique et pulmonaire ; 2° en plaçant le malade dans une atmosphère sulfureuse, c'est-à-dire imprégnée d'une grande quantité de vapeur d'eau, de gaz sulfhydrique[1] et de poussière aqueuse contenant une partie des principes minéralisateurs à l'état d'hyposulfites alcalins, et lui faisant subir, en un mot, une inhalation toute spéciale. Cette inhalation a pour effet de diminuer la sécheresse des bronches, de faciliter l'expectoration et d'amener une véritable détente sur le spasme bronchique. Elle est, en général, beaucoup mieux supportée que l'inhalation à laquelle on soumet les malades dans les salles sulfuraires. Cela tient probablement au mélange plus intime des éléments minéralisateurs avec

---

(1) Ce gaz s'y trouve en quantité moins grande qu'on pourrait le croire tout d'abord, car ce mode violent d'employer les eaux sulfurées sodiques est celui qui s'oppose le plus à la formation et à la persistance de ce modificateur dont la production paisible est plus abondante et plus durable à la surface d'une nappe d'eau minérale (bain ou mieux piscine).

la vapeur d'eau, et l'eau en nature pulvérisée sous l'influence du choc de la douche. Il ne faut pas oublier que la douche produit, outre l'effet révulsif, une excitation générale qui se traduit immédiatement par une accélération de la circulation générale. Aussi doit-elle être proscrite dans tous les cas d'asthme compliqué de maladies du cœur. Le demi-bain produit au contraire une révulsion plus douce et dépourvue d'excitation vive. Cette révulsion, qui s'accompagne d'une sensation de bien-être, a l'avantage de régulariser sans secousse la circulation et de réagir sur l'élément nerveux.

L'emploi des demi-bains doit être réservé pour tous les cas où la douche est contre-indiquée. Ils doivent être pris chauds de 35 à 36°, et leur durée est en général de 25 à 30 minutes.

Dans l'intervalle des accès, le traitement thermal est indiqué toutes les fois que l'asthme se lie à une affection herpétique ou qu'il se complique d'un catarrhe persistant.

Pour combattre le catarrhe, on emploie des douches révulsives, des bains et des demi-bains, dans le but de produire une action révulsive et dérivative sur la peau; on emploie, en outre, l'eau en boisson et les inhalations qui agissent à la manière des béchiques et des expectorants, en facilitant l'expectoration et la rendant ensuite plus fluide et plus ténue.

Le traitement dirigé contre le catarrhe exerce une action indirecte sur l'emphysème vésiculaire; car l'action excitante générale et l'action spéciale exercée sur la muqueuse bronchique tendent à réveiller la tonicité des fibres élastiques du tissu pulmonaire.

Lorsque l'asthme se lie à l'herpétisme, le traitement thermal présente de réels avantages. On utilise l'action excitante générale que les bains et les douches exercent sur toute l'économie et plus spécialement sur le système cutané, pour déterminer sur la peau la localisation de la diathèse qui domine l'asthme. Cette action est primitive et résulte des simples propriétés excitantes de la médication sulfureuse. Puis, si le traitement est suffisamment prolongé ou répété, on voit disparaître peu à peu les éruptions qu'il avait produites, soit que la médication agisse sur l'affection générale à la manière des altérants, soit qu'elle agisse comme un moyen dépurateur en exagérant les principales sécrétions de l'économie.

Parmi les faits d'asthme dartreux améliorés par le traitement thermal, et dans lesquels ces deux actions ont pu être manifestement constatées, je citerai le fait suivant :

Un jeune homme de 17 ans, atteint d'un asthme humide avec emphysème depuis l'âge de 4 ans, vint à Amélie en décembre 1865. Son père, qui l'accompagnait, était atteint d'un eczéma très-ancien siégeant sur les deux mains. Il me raconta que son fils avait présenté, à différentes reprises, des manifestations dartreuses.

D'après son médecin, l'asthme avait succédé à un impétigo de la tête, et il aurait eu quelques années après des éruptions eczémateuses vagues sur les membres.

Encouragé par ces renseignements je prescrivis un ' traitement sulfureux assez actif : demi-bains de baignoires, douches sur la moitié inférieure du corps et eau en boisson.

Au bout de huit jours le malade me montra une éruption d'eczéma sur le pied droit. Je l'engageai à continuer le traitement, et je vis peu à peu l'éruption s'étendre et donner lieu à un écoulement séreux pendant deux ou trois jours. A partir du seizième bain, l'éruption diminua d'intensité et d'étendue, et enfin disparut complètement, après un traitement composé de 29 bains et de 10 douches révulsives.

Les changements qui s'étaient opérés du côté de la poitrine étaient également très importants. Le catarrhe et l'oppression, qui avaient un peu augmenté pendant les premiers jours, s'amendèrent progressivement jusqu'à la fin du traitement, qui dura quarante-cinq jours.

Le malade prolongea son séjour jusqu'au mois d'avril, et n'éprouva pendant tout ce temps qu'une menace d'asthme qui fut enrayée par quelques douches révulsives appliquées sur les extrémités inférieures.

A son départ je pus constater, à l'auscultation, la disparition presque complète des râles sous-crépitants qui existaient en avant, à la partie supérieure de la poitrine. On ne percevait plus que quelques râles sonores dans les grosses bronches. Depuis cette époque, le malade n'a éprouvé qu'un léger accès, tandis qu'il avait auparavant, presque tous les mois, des accès de longue durée.

Lorsque l'asthme est lié à l'arthritis, on doit craindre l'excitation générale que provoquent les eaux sulfureuses ; aussi doit-on leur préférer les demi-bains d'eaux dégénérées et l'eau alcaline de Vichy ou du Boulou employée en boisson.

Phthisie pulmonaire[1].

Les eaux d'Amélie pas plus que les autres eaux sulfureuses n'ont d'action spéciale et directe sur la diathèse tuberculeuse, mais elles peuvent remplir certaines indications thérapeutiques et contribuer à enrayer ou sinon à ralentir la marche de cette cruelle maladie.

Par leurs propriétés altérantes et reconstituantes, nos eaux peuvent arrêter le mouvement de dénutrition, relever l'état général et modifier certaines conditions constitutionnelles de l'organisme se rapportant au lymphatisme, à la scrofule et à l'anémie qui ont pu favoriser le développement de la diathèse tuberculeuse.

(1) Nous comprenons sous cette dénomination la pneumonie caséeuse et la tuberculose qui sont actuellement considérées, par les hystologistes français, comme des manifestations différentes de la même affection diathésique.

Les eaux peuvent aussi intervenir utilement lorsque la phthisie est compliquée d'une autre affection diathésique qui exerce une certaine influence sur sa marche et sa physionomie. On peut même dire que la coexistence d'une autre diathèse fortifie presque toujours l'indication de la médication sulfureuse et augmente ses chances de réussite.

Les eaux peuvent dans ces cas agir directement sur la diathèse concomitante et, en outre, provoquer des manifestations extérieures qui contribuent à dégager le poumon, surtout lorsque les deux diathèses ont joint leur action pour déterminer des lésions pulmonaires.

Outre ces indications se rapportant à l'état général, nos eaux sont susceptibles de remplir d'autres indications non moins importantes et relatives à l'état local. Elles peuvent, en effet, diminuer l'excitation fluxionnaire que provoquent les foyers caséeux ou tuberculeux et exercer une action résolutive sur le catarrhe bronchique et sur les engorgements congestifs ou inflammatoires du poumon qui accompagnent la phthisie et jouent un rôle important dans l'évolution de ses produits.

Les eaux n'agissent pas directement sur le tubercule, parce qu'il n'est pas susceptible de se résoudre ; mais elles peuvent diminuer les actes pathologiques qu'il réveille autour de lui.

Elles peuvent aussi, en les dégageant de leurs complications, permettre aux lésions pulmonaires de se limiter et de tendre à la guérison, soit par le passage des tubercules à l'état enkysté ou crétacé, soit par la cicatrisation de la perte de substance résultant de la fonte tuberculeuse.

Ces divers modes de guérison que l'anatomie pathologique nous a révélés sont confirmés par l'observation clinique. Il n'est pas rare, en effet, de voir à Amélie, sous l'influence des eaux et du climat, des phthisies limitées s'arrêter dans leur marche et subir un temps d'arrêt plus ou moins long. Si les résultats heureux sont relativement peu nombreux, cela peut tenir, dans bien des cas, à ce que les malades ne se rendent aux eaux que lorsqu'ils ont épuisé les ressources ordinaires de la thérapeutique ou lorsque les désordres locaux ont pris une certaine importance.

Connaissant les indications générales que les eaux peuvent remplir, nous devons maintenant déterminer les cas dans lesquels elles peuvent être utilement appliquées, c'est-à-dire en préciser l'opportunité.

Les distinctions à faire pour établir les indications du traitement sont relatives à la forme de la maladie, à sa marche, à son étendue et à ses complications.

Nos eaux sont surtout indiquées dans les formes torpides, dans les phthisies développées sur des sujets lymphatiques ou scrofuleux peu excitables, dans les phthisies à forme catarrhale liées à l'herpétisme, à la syphilis ou à l'arthritis, et en général à toutes les phthisies à marche lente et chronique. Elles doivent au contraire être proscrites dans les cas de phthisies développées sur des sujets sanguins qui se compliquent fréquemment d'état inflammatoire et de congestions pulmonaires.

La médication sulfureuse est également contre-indiquée dans la phthisie sèche, nerveuse compliquée d'éréthisme. Cette forme qui se rencontre chez des sujets faibles et nerveux, est caractérisée par une toux sèche, par des points névropathiques, par la fréquence de la fièvre et par la tendance aux fluxions hémorrhagiques.

Nos eaux ne sont pas contre-indiquées d'une façon absolue dans tous les cas compliqués d'éréthisme. Nous croyons en effet avec M. Pidoux qu'on peut distinguer l'éréthisme lié à l'état constitutionnel, de l'éréthisme que présentent quelquefois les lésions locales. En effet, on peut encore retirer quelques avantages de la médication thermale, en la limitant à la boisson et aux inhalations, chez certains sujets névrosiques irritables, lorsque les lésions organiques ne semblent pas participer à l'irritabilité générale. On devra au contraire proscrire tout traitement thermal toutes les fois que les lésions présentent cet état éréthique particulier qui leur a fait appliquer, avec juste raison, l'épithète de *noli me tangere*.

La phthisie est une affection qui marche par saccades; nous savons qu'elle présente des périodes d'acuité, d'exacerbation séparées par des intervalles de calme, de ralentissement dans le travail pulmonaire. La médication doit être suspendue pendant les périodes d'aggravation et toutes les fois qu'il se produit des accidents aigus. Aussi doit-on la proscrire dans les phthisies aigues, dans les phthisies à marche rapide compliquées d'éréthisme nerveux ou sanguin, dans lesquelles les périodes d'activité se succèdent pour ainsi dire sans interruption.

Elle est indiquée dans les phthisies à marche lente développées sur des sujets lymphatiques et atones, et elle ne doit être administrée que lorsque la maladie présente des temps d'arrêt et lorsque le travail morbide du poumon ne réveille dans l'organisme que des troubles généraux peu intenses.

Les eaux agissent avec d'autant plus d'efficacité que les lésions pulmonaires sont plus limitées. Si les tubercules sont disséminés dans toutes les parties de l'organe et à plus forte raison si les deux poumons sont envahis par la maladie, les eaux peuvent exercer une influence nuisible, parce qu'il est bien difficile, dans ces cas, de maîtriser l'excitation générale et locale et d'empêcher les effets substitutifs de dépasser une certaine limite. Il va sans dire que lorsque la maladie est arrivée à la période cachectique, collicative, lorsqu'il ne reste plus de force réactionnelles, les eaux ne peuvent que précipiter la terminaison funeste.

Ces diverses considérations basées sur la forme, la marche et l'étendue de la maladie, ont une importance beaucoup plus grande, au point de vue des indications, que celles qui sont relatives aux périodes classiques de la maladie. On voit en effet certains malades atteints de phthisie au premier degré qui ne peuvent supporter la moindre excitation thermale sans éprouver des phénomènes de congestion ou d'inflammation, tandis que d'autres, atteints de cavernes, avec conservation des forces et d'un certain embonpoint, retirent de bons effets de la médication thermale. Il est certain que la diathèse tuberculeuse présente différents degrés d'intensité qui ne sont pas toujours en rapport avec le degré d'altération auxquelles sont parvenues les lésions anatomiques. Il semble, dans certains cas, que la diathèse s'est localisée dans le poumon et que l'économie se soit habituée aux altérations pulmonaires. Ce sont précisément les cas sur lesquels les eaux exercent une action plus rapide et plus complète.

Les complications de la phthisie peuvent donner lieu à des indications particulières. Nous avons déjà dit que la coexistence d'une autre diathèse constituait souvent une condition favorable à l'application du traitement thermal. Les eaux peuvent alors, non-seulement agir sur le fond diathésique, mais encore provoquer des manifestations extérieures de la diathèse concomitante capables de produire, dans bien des cas, un notable amendement des accidents pulmonaires. Cette heureuse influence s'explique très bien quand on voit certaines phthisies se développer ou s'aggraver à la suite de la suppression d'un flux habituel, d'une sueur aux pieds, d'hémorroïdes, ou de la disparition brusque d'une dartre ou d'une fluxion arthritique. Or tous ces accidents qui sont plus ou moins liés à une affection constitutionnelle diathésique, sont susceptibles de reparaître sous l'influence de nos eaux.

C'est ainsi que nous comprenons les actions antagonistes que les eaux peuvent déterminer ; mais il nous est bien difficile d'admettre la théorie de l'antagonisme basée sur la transformation des diathèses que M. Pidoux a développée dans son remarquable ouvrage sur la phthisie.

Il y a un certain nombre d'affections qui doivent toujours faire exclure la médication thermale, quand elles compliquent la phthisie. Ce sont les affections du cœur, les anévrysmes de l'aorte et des gros vaisseaux et certaines névroses telles que l'hystérie, l'épilepsie, etc.

L'hémoptysie doit toujours faire suspendre l'emploi des eaux. Bien que j'aie vu dans quelques cas de phthisies au début, des hémoptysies légères céder sous leur influence, je suis convaincu qu'elles peuvent être le plus souvent nuisibles. En effet l'hémoptysie est presque toujours due à l'ulcération d'un vaisseau ou à un mouvement fluxionnaire du poumon. Dans ces deux cas, on doit redouter l'action excitante générale et locale des eaux qui peut augmenter les phénomènes congestifs et favoriser l'exsudation sanguine.

Quant aux hémoptysies qui se produisent dans le cours du traitement thermal, elles doivent être attribuées plus souvent aux imprudences et aux écarts de régime du malade qu'à l'action des eaux.

Les hémoptysies thermales sont en effet plus rares qu'on ne croit et beaucoup moins graves (lorsque le traitement a été bien dirigé) que celles qui se produisent spontanément et qui sont souvent liées à des pneumonies péri-tuberculeuses. Elles cèdent généralement d'elles-mêmes au bout de quelques jours de repos.

La fièvre constitue une contre-indication absolue à l'emploi des eaux, lorsqu'elle est liée à l'hectisie ou lorsqu'elle est due à un travail actif de ramollissement des produits pneumoniques. Les eaux doivent aussi être proscrites dans tous les cas où la continuité et l'intensité de la fièvre ne sont pas en rapport avec les désordres locaux, parce qu'on doit toujours craindre, dans ce cas, l'explosion rapide d'une infiltration milliaire. Lorsque la fièvre est irrégulière et peu intense et qu'elle ne paraît pas liée à un état inflammatoire aigu du poumon, on peut encore recourir à la médication thermale.

La coexistence d'une phthisie laryngée contre-indique le plus souvent l'emploi des eaux parce que la moindre excitation thermale réagit habituellement d'une façon fâcheuse sur les lésions laryngées.

Le traitement thermal de la phthisie à Amélie consiste principalement dans la boisson, les inhalations et les douches révulsives. On emploie quelquefois les demi-bains et rarement les bains.

Ce traitement demande à être administré avec modération et approprié aux différents cas. Il ne faut pas oublier, en effet, que la médication sulfureuse constitue un moyen à deux tranchants et qu'elle peut produire

9

des effets funestes, dans la phthisie, si elle n'est pas appliquée à propos. Il est prudent d'éviter toute action perturbatrice et de modérer l'excitation thermale de façon à maintenir les actions substitutives dans une certaine limite.

L'eau en boisson doit être administrée à petites doses et à doses fractionnées. Elle peut être associée, suivant les cas, au lait ou à des sirops.

Les inhalations constituent avec la boisson la partie la plus importante du traitement thermal. Elles doivent être de courte durée, de 15 à 30 minutes, et plus ou moins répétées suivant les indications et les effets obtenus.

Leurs effets dérivent, comme nous l'avons montré, de l'action émolliente de la vapeur d'eau sur la muqueuse bronchique et de l'action hyposthénisante et sédative du gaz sulfhydrique sur les nerfs de la vie organique du poumon. Ils se combinent avec ceux de la boisson pour produire une action comparable à celle des médicaments béchiques et expectorants.

Les inhalations peuvent aussi être considérées comme un agent de désoxygénation agissant à la manière des balsamiques. Elles soustraient à l'action comburante de l'oxygène de l'air les parties vives et enflammées ; elles diminuent la production du pus et des parties putréfiées ; elles exercent une action destructive sur ces mêmes parties et les empêchent d'être résorbées.

Par ces différentes actions, elles peuvent prévenir la cachexie qui se produit quelquefois, en dehors de la diathèse, par la résorption des produits tuberculeux amenant l'infection de l'économie.

Les bains de pied à eau courante et les douches révulsives constituent un adjuvant utile du traitement. Celles-ci agissent non seulement par la révulsion qu'elles opèrent, mais encore et surtout par l'inhalation de la vapeur d'eau qu'elles laissent dégager.

Les bains et les demi-bains sont quelquefois employés pour produire une action révulsive et dérivative sur le système cutané dans certains cas de phthisie liés à la syphilis ou à l'herpétisme, et lorsque la douche révulsive est mal supportée.

———

Nous avons déjà dit au chapitre *climat* l'heureuse influence que les conditions topographiques et climatériques d'Amélie exercent sur les affections de poitrine, pendant l'hiver. C'est surtout dans cette saison que les malades peuvent retirer de grand bénéfices de nos eaux, lorsqu'ils font un séjour prolongé à Amélie.

On peut alors graduer et modérer le traitement de façon à éviter toute action perturbatrice et tous les phénomènes de saturation thermale, en prescrivant de faibles doses et en mettant des interruptions méthodiques et plus ou moins fréquentes dans le traitement, suivant les cas.

Affections rhumatismales.

Il est bien peu d'eaux thermales qui ne revendiquent la cure des affections rhumatismales parmi leurs attributions. Cela s'explique très-bien quand on voit que l'eau simple, chauffée artificiellement et administrée d'une façon convenable, peut produire parfois d'excellents résultats dans ces affections. Aussi les eaux qui jouissent de la plus grande vogue dans le traitement du rhumatisme sont en général des eaux très-peu minéralisées, douées d'une température élevée, et qui, par une sorte de compensation, sont utilisées sous des formes balnéaires très-variées. Toutefois ces eaux ne conviennent qu'au rhumatisme simple accidentel, c'est-à-dire sans complications ni lésions des tissus ; car si, dans ce cas, le choix des eaux est pour ainsi dire indifférent, il devient au contraire très-important lorsqu'il s'agit d'un rhumatisme diathésique simple ou compliqué.

Le rhumatisme est une affection qui est loin de se présenter toujours avec la même physionomie et qui peut prendre des caractères particuliers selon la nature du terrain où elle s'est implantée. On sait, en effet, que le tempérament et les conditions constitutionnelles du sujet exercent une grande influence sur la marche et la durée de cette maladie. D'un autre côté, le rhumatisme peut se combiner avec d'autres diathèses, et, dans ce cas, revêtir une forme particulière et produire des phénomènes insolites.

Ainsi on voit la diathèse scrofuleuse joindre son action à celle du rhumatisme pour amener une tumeur blanche ou des lésions anatomique variées. — On voit également le rhumatisme s'associer à la syphilis et déterminer des névralgies et des arthropathies compliquées de lésions des tissus fibro-séreux très-tenaces.

Or, dans tous ces cas particuliers, le choix des eaux est extrêmement important. Les eaux d'Amélie, qui sont douées de propriétés excitantes très-marquées, sont principalement indiquées dans les rhumatismes développés sur des constitutions molles, lymphatiques, et même sur des sujets scrofuleux présentant un certain degré d'atonie et de faiblesse générales ; elles agissent avec beaucoup d'efficacité dans les cas où la diathèse rhumatismale est unie à la diathèse herpétique.

Ces eaux sont au contraire tout à fait contre-indiquées dans les rhumatismes nerveux développés sur des sujet irritables, névropathiques et caractérisés par des douleurs vives et très-mobiles qui affectent les trajets nerveux et qui peuvent simuler des névroses.

C'est surtout dans les formes fixes stationnaires, et lorsque le rhumatime siège sur une lésion musculaire ou sur une articulation, que nos eaux produisent les meilleurs résultats. Elles se montrent aussi très-efficaces dans les sciatiques et dans les névralgies rhumatismales, pourvu que ces affections ne présentent aucune trace d'acuité et ne s'accompagnent pas de phénomènes d'irritabilité générale.

Lorsque le rhumatisme est mobile et sujet à des déplacements, les eaux doivent être employées avec beaucoup de ménagements pour éviter toute action perturbatrice et empêcher que la fluxion rhumatique se porte sur un organe essentiel.

On doit aussi apporter la plus grande prudence dans l'administration des eaux, lorsqu'il existe des complications cardiaques d'origine rhumatismale. On doit toujours proscrire tout traitement lorsqu'elles sont avancées ou compliquées d'épanchements dans les séreuses.

Lorsque le rhumatisme se combine avec l'arthritis et donne lieu au rhumatisme goutteux, les eaux doivent être le plus souvent proscrites. On peut cependant essayer avec avantage la médication thermale si l'affection est peu ancienne et si ses manifestations sont vagues et superficielles.

Nos eaux nous paraissent contre-indiquées d'une façon absolue dans toutes les variétés de goutte.

Le traitement thermal du rhumatisme se compose généralement de bains, de douches, de bains de vapeur et d'eau en boisson. Il doit être assez énergique pour les sujets mous, lymphatiques ; il sera prescrit au contraire avec beaucoup de ménagements aux sujets sanguins ou névropathiques. Dans ce dernier cas, il est souvent préférable de recourir aux eaux dégénérées.

Il va sans dire qu'il n'est employé que dans les rhumatismes chroniques, car il est formellement contre-indiqué dans la période aiguë de cette affection. On peut cependant retirer quelque bénéfice de l'emploi des bains d'eaux dégénérées dans le rhumatisme sub-aigu, pourvu qu'il soit dégagé de tout élément inflammatoire.

Le siège du rhumatisme peut aussi devenir le sujet d'indications secondaires relatives au mode balnéatoire à employer. Dans le rhumatisme généralisé, on prescrit principalement des bains de piscine et de vapeurs. Quand l'affection est fixée sur une articulation ou une région musculaire, on a recours généralement aux bains et aux douches locales et générales. Enfin quand le rhumatisme articulaire a produit, avec le concours de la diathèse scrofuleuse, des engorgements, des indurations fibreuses, des raideurs, des épanchements dans la synoviale, etc., on emploie des bains de piscine prolongés et des douches locales répétées, à la condition toutefois que ces lésions ne présentent aucun reste d'inflammation aiguë.

Si le rhumatisme occupe un siège anormal, s'il est fixé sur les intestins, par exemple, on peut employer avec avantage des douches révulsives énergiques pour rappeler la fluxion sur une articulation ou sur une région musculaire.

Les douches doivent être employées avec beaucoup de discernement dans les affections rhumatismales. En général on ne les prescrit qu'au bout de quelques jours de traitement, lorsqu'on a pour ainsi dire tâté l'impressionnabilité du malade. On doit y renoncer toutes les fois qu'on a à craindre leur action excitante perturbatrice. Aussi doit-on toujours les proscrire dans les rhumatismes à fluxions mobiles et dans les rhumatismes compliqués de lésions cardiaques.

Les eaux n'ont pas d'action spéciale sur la diathèse, mais elles produisent une action reconstituante sur l'organisme qui peut agir favorablement sur la maladie en modifiant ses conditions d'existence. Par leurs propriétés stimulantes, secondées par leur thermalité et par leurs modes d'application, elles activent les fonctions de la peau, elles déterminent une révulsion favorable sur cet organe et elles provoquent des mouvements critiques du côté des principales sécrétions. Outre les moyens externes, on prescrit quelquefois l'eau en boisson pour augmenter l'excitation produite par les bains et les douches et pour modifier l'état général.

Le premier effet de la médication thermale est de réveiller les douleurs éteintes et de ramener en quelque sorte l'affection à l'état aigu. Ce retour d'acuité de la maladie est tout à fait comparable à celui que nous avons signalé dans les maladies de la peau et dans le catarrhe pulmonaire ; il se montre dans la plupart des cas, mais il n'est pas indispensable à la guérison. Lorsqu'il dépasse une certaine limite, il est quelquefois utile de suspendre le traitement pendant quelques jours.

Les affections rhumatismales exigent en général plusieurs saisons. Si le traitement thermal ne les guérit pas toujours d'une façon définitive, il peut encore éloigner et atténuer les crises et produire un temps d'arrêt dans la maladie,

Affections scrofuleuses.

Bien que nos eaux sulfureuses n'exercent pas sur la diathèse scrofuleuse une action aussi directe et profonde que les eaux chlorurées sodiques, elles sont cependant fréquemment utilisées dans le traitement de cette affection.

Par l'excitation spéciale qu'elles impriment aux principales fonctions, elles peuvent combattre cet état d'atonie du système lymphatique et cette sorte d'alanguissement de l'économie qu'on rencontre fréquemment chez les scrofuleux et chez les sujets entachés de lymphatisme exagéré Outre cette action excitante et tonique, les eaux sont susceptibles de produire une action dépurative par l'augmentation d'activité qu'elles déterminent du côté des principaux appareils de sécrétion. Ces heureuses modifications apportées à l'ensemble des fonctions générales constituent des conditions favorables à la guérison.

Les eaux peuvent également remplir d'autres indications relatives aux manifestations de la diathèse. C'est surtout lorsque l'affection s'est localisée sur la peau ou sur les muqueuses qu'elles peuvent intervenir utilement, en vertu de l'action élective spéciale qu'elles exercent sur ces membranes. Nous avons déjà parlé de l'influence favorable qu'elles produisent sur les scrofulides bénignes et sur les affections catarrhales des voies respiratoires. Elles peuvent aussi agir efficacement sur les suppurations de l'oreille moyenne et externe, sur les coryzas chroniques, sur certaines ophthalmies, sur les leucorrhées, etc.

La médication sulfureuse est quelquefois employée pour combattre les adénites chroniques ou engorgements ganglionnaires. Elle peut, en effet, favoriser leur résolution, quand ils sont peu anciens et développés. Lorqu'ils sont infiltrés de tubercules et ulcérés, les eaux doivent être prescrites pour favoriser leur ramollissement, pour tarir les suppurations et guérir les ulcérations auxquelles ils donnent lieu.

Dans les affections des os et des articulations la médication sulfureuse donne d'excellents résultats, si l'affection est superficielle et de date récente. Ainsi les gonflements périostiques, les arthrites légères cèdent facilement à l'emploi de nos eaux. La guérison est plus lente et plus difficile à obtenir, lorsque l'affection constitutionnelle est très-accusée et lorsque ses localisations sont plus profondes et invétérées, comme dans les ostéites suppurées, les caries, les nécroses, les tumeurs blanches etc. Dans ces cas, si les malades peuvent supporter l'action excitante des eaux, on voit se produire des modifications favorables, au bout d'un certain temps, du côté des lésions locales : les trajets fistuleux s'avivent, leur suppuration augmente de quantité, puis change de nature et prend un meilleur aspect, les sequestres s'éliminent, les os cariés s'exfolient ; les gonflements osseux et articulaires diminuent de volume et enfin on voit les tissus se régénérer, les fistules se fermer et la cicatrisation devenir complète.

Il va sans dire que la médication thermale devra être proscrite toutes les fois qu'on aura affaire à des sujets épuisés par une longue suppuration ou par des manifestations multiples de la diathèse, en un mot, toutes les fois que les malades présenteront des signes d'un état cachectique plus ou moins avancé.

Les accidents scrofuleux présentent dans leur évolution une période active ou de début et une période d'état ou de rémission. L'emploi des eaux est toujours contre-indiqué dans la période active lorsqu'elle s'accompagne d'un travail inflammatoire et de phénomènes de réaction générale. C'est dans la période d'état que les eaux doivent être appliquées et surtout lorsque l'économie s'est pour ainsi dire habituée à ces lésions et semble présenter un certain degré d'atonie générale.

Elles sont aussi très-efficaces pour combattre les suites de la scrofule, telles que les indurations, les empâtements, certaines inflammations de la peau ou des muqueuses qui ont pu persister, bien que la diathèse ait perdu son activité sous l'influence de l'âge ou d'autres circonstances favorables. La médication sulfureuse peut aussi agir favorablement lorsque la diathèse scrofuleuse a produit, avec le concours d'une autre diathèse, dés accidents mixtes.

Les affections scrofuleuses réclament habituellement des traitements énergiques comprenant la boisson, des bains de baignoire et surtout de piscine et des douches puissantes chaudes ou écossaises.

On ne doit pas craindre de provoquer une excitation un peu vive, dans les formes froides et atoniques ; mais losqu'on a à combattre des accidents qui présentent une tendance à l'état sub-aigu ou qui se compliquent d'un état d'irritabilité générale, on doit surveiller l'excitation thermale et même l'éviter dans quelques cas.

Les affections scrofuleuses exigent des traitements longs et répétés. Bien souvent les bons effets de la médication ne se produisent que quelque temps après la cessation du traitement.

Il est quelquefois utile d'aider ou de compléter l'action des eaux par l'emploi des préparations toniques et iodurées. Dans les cas anciens et rebelles, il est bon d'alterner l'usage des bains de mer avec celui des eaux, afin de modifier profondément la constitution scrofuleuse.

On doit toujours seconder l'action des eaux par un bon régime, par l'exercice sous toutes ses formes. Du reste, les malades trouvent à Amélie, pendant l'hiver, d'excellentes conditions hygiéniques et climatériques qui constituent un puissant adjuvant du traitement thermal, dans les affections scrofuleuses.

considèrent la médication thermale comme la pierre de touche de la syphilis. MM. Pégot et Lambron, qui ont observé un grand nombre de syphilitiques à Luchon, prétendent que le traitement thermal est un moyen certain de s'assurer si un sujet est réellement guéri de la diathèse syphilitique. Cette proposition qui est vraie dans la plupart des cas, présente toutefois des exceptions. M. Ricord a, en effet, observé des malades qui, après avoir subi le traitement thermal sans résultat, ont vu paraître des accidents au bout de plusieurs mois. Quoi qu'il en soit, on ne doit pas considérer cette propriété des eaux comme le résultat d'une action spéciale qu'elles exerceraient sur la diathèse, mais simplement comme le résultat de l'action physiologique qu'elles exercent sur la peau et sur ses fonctions.

Cette action révélatrice des eaux peut rendre de grands services dans les syphilis à forme insidieuse ou dans les syphilis viscérales, en démasquant les symptômes obscurs et en éclairant le diagnostic.

Les moyens balnéaires employés dans le traitement de la syphilis varient suivant le but qu'on se propose : lorsqu'on veut favoriser l'action des spécifiques ou lorsqu'on cherche à exercer une action reconstituante sur un organisme affaibli par la maladie ou les préparations mercurielles, on a recours à l'eau en boisson, aux bains et quelquefois aux douches écossaises. — Le traitement doit se composer de moyens externes puissants tels que bains de piscine, douches générales, bains d'étuve, quand on cherche à rappeler les manifestations syphilitiques dans les cas douteux.

Affections Utérines.

Parmi les affections utérines qui peuvent être utilement modifiées par les eaux d'Amélie, je citerai, en premier lieu, la leucorrhée ou catarrhe utérin. Cette affection constitue rarement une affection locale et elle peut reconnaître les mêmes causes que le catarrhe bronchique.

La leucorrhée qui se rattache à la diathèse herpétique est très commune; elle s'accompagne souvent de granulations de la muqueuse utérine qui rappellent les altérations anatomiques de l'angine glanduleuse. M. Guéneau de Mussy a beaucoup insisté sur le rapprochement de causes qui existe entre ces deux affections et les éruptions de nature herpétique.

La métrite chronique et les ulcérations de l'utérus peuvent reconnaître la même origine que le catarrhe utérin avec lequel elles coexistent souvent. — Toutes ces affections réclament du reste le même mode de traitement.

Les eaux d'Amélie conviennent non-seulement aux affections utérines de nature catarrhale ou d'origine herpétique, mais encore à celles qui ont pris naissance sur des constitutions profondément lymphatiques ou même scrofuleuses. Elles peuvent aussi agir efficacement sur les déplacements ou sur les inflammations chroniques de l'utérus survenus à la suite d'accouchements répétés ou sous l'influence d'une atonie, d'une faiblesse générale. Dans ces cas, elles agissent sur l'état local en modifiant la vitalité des muqueuses, en rendant aux tissus leur tonicité, et elles exercent une influence salutaire sur l'état général en stimulant les forces et en réveillant la nutrition.

Le traitement des affections utérines comprend la boisson, les bains et les douches.

L'eau en boisson est donnée dans le but de modifier l'état constitutionnel ou diathésique qui entretient l'affection ; elle n'exerce qu'une action secondaire sur l'appareil utérin.

Les bains doivent être prescrits frais ou tempérés ; les bains trop chauds peuvent amener des congestions utérines et, par suite, produire de fâcheux résultats. Les bains de piscine sont peu employés parce qu'ils sont trop excitants ; on donne la préférence aux bains ou aux demi-bains d'eaux des sources Amelie et glairineuse, qui sont dégénérées et très-riches en matières organiques. Ces bains qui sont presque uniquement réservés aux affections utérines, portent le nom de *Bains des Dames*.

Les douches vaginales ne sont employées que dans un petit nombre de cas, à cause des accidents qu'elles peuvent produire. Elles sont indiquées toutes les fois que l'appareil utérin est le siège d'une atonie très grande et qu'il ne présente aucun signe de congestion active. On doit les remplacer le plus souvent par de simples injections vaginales ou par l'application du spéculum fenêtré dont nous avons parlé au chapitre *Douches*.

Le traitement thermal de ces affections exige une grande surveillance de la part du médecin ; il produit quelquefois des phénomènes d'excitation locale se traduisant par de la douleur, des écoulements leucorrhéiques ou sanguins qui peuvent réclamer sa suspension. On devra le proscrire formellement chez les femmes sanguines prédisposées aux métrorrhagies et chez les femmes parvenues à l'âge critique. Il est toujours contre-indiqué dans les affections qui se compliquent d'accidents fluxionnaires ou névrosiques et dans tous les cas d'altérations organiques de l'organe.

Paralysies.

Nos eaux qui exercent, comme nous l'avons, vu, une action stimulante sur le système nerveux central et périphérique, peuvent intervenir utilement dans le traitement des paralysies, pour réveiller la sensibilité des nerfs périphériques, augmenter l'activité de la circulation capillaire et exciter la nutrition musculaire affai-

blie. On peut en outre utiliser leurs propriétés reconstituantes, résolutives et révulsives pour combattre, dans
certains cas, la cause générale qui a engendré la
paralysie.

Le traitement de ces affections consiste dans les bains
de baignoire et de piscine et les douches de toute sorte.

Les paralysies qui guérissent le plus facilement sous
l'influence de nos eaux sont les paralysies localisées
phériphériques de cause traumatique ou rhumatismales.
Lorsque ces affections sont anciennes et accompagnées
d'atrophie musculaire, il est souvent nécessaire de
combiner l'emploi des eaux avec l'application de l'électricité sous forme de courants continus ou de courants
intermittents. Nous avons pu ainsi guérir, par l'emploi
simultané de ces deux médications, des cas de paralysies faciales *a frigore* qui avaient résisté aux moyens
ordinaires, et un cas de paralysie des muscles extenseurs
des avant-bras avec atrophie musculaire très prononcée.

Les eaux peuvent être employées souvent avec avantage dans les paralysies cérébrales ou hémiplégies et
dans les paralysies spinales ou paraplégies.

Dans les hémiplégies dues à l'apoplexie cérébrale; les
eaux ne peuvent être appliquées que deux ou trois mois
après l'accident et lorsque la marche de la maladie
semble indiquer un travail de réparation du foyer
hémorrhagique. Elles doivent toujours être proscrites
dans les hémiplégies liées au ramollissement du cer-
veau.

La médication sulfureuse peut produire de bons effets dans les hémiplégies dues à une gomme ou à une périostose des os du crâne, mais, dans ces cas, elle ne doit intervenir que lorsque les phénomènes de compression aiguë se sont amendés sous l'influence des spécifiques employés à hautes doses.

Les eaux peuvent aussi agir efficacement sur les paraplégies liées à la syphilis et au rhumatisme, et dans les paraplégies *par épuisement nerveux*. Ainsi nous avons obtenu un résultat vraiment remarquable dans un cas de paraplégie consécutive à une fièvre typhoïde. Cette paraplégie, qui datait de huit mois lorsque le malade arriva à Amélie, avait amené une atrophie complète des muscles des membres inférieurs et une demi-ankilose des articulations tibio-tarsiennes. Les mouvements spontanés des deux jambes étaient impossibles, mais la sensibilité était intacte, il y avait même une hyperesthésie assez prononcée des doigts de pieds. Ce malade fut soumis aux bains de piscine et aux douches et en même temps à des applications de courant tantôt continus, tantôt intermittents sur les muscles. Grâce à l'emploi combiné de ces deux médications, la nutrition musculaire se réveilla promptement ; le malade put marcher à l'aide de béquilles, à la fin de sa première saison d'hiver qui dura quatre mois. Depuis cette époque, le malade a fait de nouvelles et longues saisons à Amélie et il est actuellement en voie de complète guérison.

Nos eaux peuvent être employées avec avantage dans

les paraplégies hystériques ; mais dans ce cas le traitement doit être conduit avec modération et doit se composer principalement de bains et de douches d'eaux dégénérées.

Elles sont contre-indiquées d'une façon absolue dans tous les cas de paraplégies liées à un ramollissement, à une inflammation ou à une sclérose de la moelle.

Affections catarrhales des voies urinaires.

Les seules affections des voies urinaires que nos eaux peuvent traiter avec succès sont : la blennorrhagie chronique et certains catarrhes vésicaux.

La blennorrhée ancienne et rebelle ne guérit généralement sous l'influence des bains et de la boisson qu'après avoir éprouvé un ou plusieurs retours d'acuité qui obligent parfois à suspendre le traitement et à recourir, dans quelques cas, à l'emploi des moyens adjuvants.

Si nos eaux guérissent rarement les catarrhes vésicaux, elles peuvent cependant contribuer à amender cette affection dans bien des cas. Elles sont surtout efficaces dans les catarrhes accidentels produits par des écarts de régime ou des excès, et dans les catarrhes consécutifs aux uréthrites. Elles peuvent aussi être utilement employées dans les catarrhes liés au rhumatisme ou à l'herpétisme. Elles sont contre-indiquées toutes les fois que le catarrhe présente une tendance à l'acuité et dans les catarrhes anciens entretenus par la gravelle ou par une affection prostatique.

Le traitement du catarrhe vésical consiste surtout dans la boisson et les bains d'eaux dégénérées. On prescrit quelquefois des douches pour produire une action révulsive et dérivative sur la peau.

Affections chirurgicales

On peut tirer un parti avantageux des propriétés excitantes et résolutives des eaux d'Amélie dans un bon nombre d'affections chirurgicales telles que les plaies anciennes, les ulcères de diverses natures, les engorgements articulaires, les cicatrices vicieuses, les lésions consécutives aux entorses, aux fractures, aux luxations, les ankyloses, les vieilles arthrites, etc., etc.

La médication thermale peut agir efficacement sur les plaies ou les ulcères entretenus par un vice-constitutionnel ou par des conditions locales telles que l'atonie des tissus ou la présence d'un corps étranger ou d'esquilles osseuses Dans tous ces cas, les eaux exercent une influence favorable sur l'état général et elles produisent une excitation locale qui réveille les plaies ulcéreuses et détermine l'élimination des séquestres, des esquilles ou des corps étrangers fixés dans l'épais-

seur des tissus. Ces propriétés éliminatrices et cicatri-
santes de nos eaux ont été signalées depuis longtemps
par Anglada.

On a souvent recours aux propriétés résolutives et
excitantes des eaux pour faire disparaître les engorgements qui persistent autour des fractures consolidées
ou des luxations réduites, et pour combattre les raideurs
articulaires, les atonies et les rigidités musculaires.

Le traitement des affections chirurgicales doit varier
selon le tempérament du sujet et selon les affections
constitutionnelles qui peuvent les compliquer.

Indépendamment des moyens généraux, on emploie
des douches et des lotions locales répétées. La médication thermale doit être suspendue toutes les fois que
les parties malades sont le siège d'une excitation trop
vive ou d'une inflammation aiguë.

Reine Amélie. Ce fut également sur les instances de ce général que fut décrétée la création de l'hôpital militaire. Vers la même époque le docteur Pujade fonda son établissement, à l'extrémité·méridionale du vallon d'Amélie.

Depuis la création de ces deux établissements et l'institution des ꞇaisons d'hiver, la prospérité d'Amélie est allée grandissant chaque année, et la slation tend à prendre un développement de plus en plus considérable.

Des divers modes d'installations à Amélie-les-Bains.

Les personnes qui se rendent à Amélie peuvent s'installer, soit dans les établissements thermaux, soit dans les hôtels, soit dans les villas ou les maisons meublées du village.

Le séjour dans les établissements thermaux offre de grands avantages pour les malades atteints d'affections des voies respiratoires qui viennent suⱵvre une cure thermale pendant l'hiver : ils y trouvent non-seulement l'avantage de suivre leur traitement sans s'exposer à l'air extérieur, mais encore l'influence bienfaisante d'une température douce et constante produite par les émanations sulfureuses.

Les personnes qui n'ont pas besoin du traitement thermal, et qui viennent à Amélie pour mener la vie au grand air et au soleil et celles qui ne veulent pas s'astreindre au régime d'hôtel, trouvent un grand choix d'appartements convenablement meublés et dans d'excellentes conditions d'exposition et d'abri.

QUELQUES MOTS SUR LES ÉTABLISSEMENTS THERMAUX.

Établissement militaire.

Ce magnifique hôpital qui a été construit sur les plans de M. Puiggari, chef du génie, et avec le concours de M. François, ingénieur des mines, présente le plus bel ensemble de dispositions thermales qui existe en France.

Il est situé sur la rive droite du Mondony et occupe, avec ses dépendances, son parc et son jardin, une étendue de six hectares. Un pont aqueduc le relie à la rive gauche, du côté des établissements civils.

Les constructions se composent de trois corps de bâtiments qui bordent de trois côtés une cour intérieure avec jardin. Les deux côtés parallèles dirigés de l'Est à l'Ouest contiennent : l'un, le logement des officiers malades, avec salles de jeux et de lecture, cuisine et réfectoire, et l'autre le logement des principaux fonctionnaires de l'hôpital et les bureaux de l'administration.

Le bâtiment du milieu, dirigé du Nord au Sud, contient les dortoirs des soldats et des sous-officiers, un vaste promenoir couvert, les cuisines, réfectoires, magasins, etc.

C'est à ce bâtiment que sont adossés les thermes qui sont commodément disposés et construits avec un certain luxe. — Ils comprennent : 25 cabinets de bains, 14 grandes douches, bains de vapeur, buvette, 3 piscines dont une, cubant 70 mètres, reçoit à la fois cinquante soldats qui peuvent y nager. — La piscine des officiers, toute en marbre blanc, est d'une rare élégance.

On remarque, dans ces thermes, les appareils fort ingénieux de M. Lacroix, commandant du génie, qui peuvent permettre aux malades atteints d'affections du cuir chevelu, de respirer sous l'eau et de prendre par conséquent des bains à immersion complète.

Les thermes sont alimentés par la source Grand Escaldadou, située derrière l'établissement des thermes Romains; elle est reçue dans des réservoirs cubant 300 mètres. L'aménagement, la réfrigération et la distribution de cette eau sont très remarquables.

Cet hôpital qui fonctionne depuis 1855, est permanent depuis 1860.

Il est fermé du 15 mars au 15 avril, et du 15 octobre au 15 novembre, pour faciliter les réparations et les appropriations qui peuvent être nécessaires.

Les saisons sont de deux mois en hiver, et de six semaines en été.

Cet hôpital peut contenir 400 soldats et 80 officiers.

· *Établissement des thermes Romains.*

Cet établissement, qui est le plus ancien d'Amélie, occupe l'emplacement des thermes Romains. Il a été acquis, en 1863, après la mort du Dr Hermabessière, par M. Isaac Pereire.

Il comprend une maison d'habitation communiquant avec les thermes, et plusieurs annexes. Les chambres et corridors du bâtiment principal sont chauffes au moyen de courants d'eau sulfureuse circulant dans des conduits en plomb.

Les thermes qui ont été notamment agrandis et transformés, il y a quelques années, présentent une installation balnéaire aussi complète que possible. Ils se composent de la salle Romaine qui offre, sur son pourtour, 22 cabinets de bains ou douches, et d'une nouvelle salle de construction assez élégante qui contient au rez-de-chaussée : des cabinets de douches, une grande piscine, une salle d'hydrothérapie, un bain de cercle, un bain de siège à eau courante, une étuve sèche et une petite piscine de famille. Au premier étage, on trouve une galerie de bains, la salle d'inhalations, la salle de pulvérisation et de bain d'étuve.

Dans la salle Romaine, on a construit, au-dessus des cabinets de bains, une galerie qui communique avec le premier étage de la maison d'habitation et qui constitue un promenoir très-utile et très-fréquenté pendant les journées froides ou pluvieuses de l'hiver.

L'établissement possède des jardins qui ont été créés récemment au-dessous de la colline du fort et qui sont parfaitement exposés au soleil et abrités contre les vents du Nord.

Établissement Pujade.

Cet établissement, qui a été fondé en 1840 par le docteur Pujade, a subi, dans ces dernières années, des agrandissements considérables.

Il comprend deux bâtiments ou maisons d'habitation séparées par une cour intérieure qui vont être réunis prochainement par une galerie couverte.

L'un des bâtiments communique largement avec les thermes par un vaste escalier intérieur, de telle sorte que les vapeurs sulfureuses se répandant dans les couloirs de l'établissement communiquent à l'air une chaleur douce et constante.

Les thermes sont bâtis en amphithéâtre et pour ainsi dire adossés aux sources qui les alimentent. Ils comprennent vingt-quatre cabinets de bains ou douches répartis dans deux galeries alimentées par des sources *différentes*, une piscine, une salle d'inhalation, un bain d'étuves et une salle de pulvérisation.

La piscine présente une disposition très curieuse : elle est creusée dans le roc d'où l'eau sort directement.

. 11

Les jardins de l'établissement ont été tracés sur le flanc de la montagne, au-dessus de la rivière du Mondony. Ils offrent un aspect à la fois pittoresque et gracieux et constituent une promenade très-agréable. On y remarque des orangers, des citronniers et une foule d'arbustes des pays chauds.

C'est au fond de ce jardin et à l'entrée d'une gorge abrupte que se trouve le barrage Romain, improprement appelé mur d'Annibal, d'où se précipite une cascade de 10 mètres de hauteur.

Nous pouvons dire que la station a subi depuis quelques années une véritable transformation, et, malgré cela, nous sommes forcé de reconnaître qu'il reste encore bien des progrès à accomplir et bon nombre de desiderata à réaliser; mais nous avons tout lieu d'espérer que les propriétaires des établissements thermaux continueront à s'imposer des sacrifices pour augmenter le bien-être des malades et à faire de nouvelles appropriations conformes au progrès moderne.

Espérons que la municipalité n'hésitera pas à exécuter certaines améliorations reconnues indispensables dans ces dernières années. Espérons également que la construction du chemin de fer de Perpignan à Amélie, ne sera pas plus longtemps retardée. Du reste l'État, qui possède à Amélie des thermes militaires extrêmement importants, est directement intéressé au prompt achèvement de cette ligne qui épargnera aux malades les fatigues d'un parcours de 38 kilomètres en voiture.

Des Promenades et excursions dans les environs d'Amélie.

Les principales promenades d'Amélie consistent dans les jardins des Etablissements civils, les abords de l'hôpital militaire, les routes d'Arles et de Céret, et dans le chemin de la Petite Provence.

Ce chemin, qui est situé sur la rive gauche du Tech, aux pieds des derniers contreforts du Canigou, est abrité par ces montagnes des vents du Nord et Nord-Ouest, et constitue, par son exposition en plein midi, la promenade la plus chaude et la plus fréquentée pendant l'hiver.

On trouve, à l'extrémité de cette promenade, une fontaine d'eau minérale (sulfatée-calcique et ferrugineuse) qui a été captée par les soins de M. le maréchal Baraguey-d'Hilliers que la station d'Amélie a été heureuse de compter, pendant quelques années, parmi ses hôtes les plus assidus durant l'hiver.

A partir de cette fontaine, la route se transforme en un petit sentier qui vient aboutir au pont d'Arles. Il serait à désirer que ce sentier fût élargi pour permettre aux voitures de revenir par la route nationale.

Parmi les autres promenades que l'on peut faire à pied dans les environs, nous citerons l'excursion à Palalda, l'ascension de Montbolo et l'ascension de Fort-les-Bains et de Montalba.

1º *Palalda* est un petit village, de nom et d'aspect mauresque, qui s'étale en amphithéâtre à la base de la montagne, dans une exposition privilégiée, à 2 kilomètres d'Amélie. On y remarque les deux tours rondes et tronquées de l'ancien château de Palalda et le portail de l'église qui présente des ferrures se rapportant à la légende de Saint-Martin, le patron du village.

La route de Palalda se relie à la route nationale, à l'entrée d'Amélie, par un pont d'origine fort ancienne (très-intéressant au point de vue archéologique) jeté sur le Tech de la manière la plus artistique.

De Palalda, on peut revenir à Amélie par la route de Céret, en traversant le Tech sur une passerelle située en face du village, ou du côté opposé, par un sentier qui longe la montagne et vient rejoindre la route de Montbolo sur le plateau de l'Oratori.

2º *L'ascension de Montbolo*, petit village perché au sommet de la montagne située au nord d'Amélie, d'où l'on jouit d'une vue très-étendue, exige environ trois heures pour l'aller et le retour.

La route qui est carrossable jusqu'aux carrières de plâtre, doit être continuée prochainement jusqu'à Montbolo et même jusqu'à Saint-Marsal.

3° *Ascension de Fort-les-Bains et de Montalba.*

Fort-les-Bains est bâti sur une colline couverte de vignobles qui domine Amélie et qui est adossée au Serrat d'En Merle. Cette petite forteresse de forme carrée, flanquée de quatre bastions, fut construite en 1670 par le marquis de Chamilly, gouverneur de la province, pour contenir les habitants du Vallespir qui se révoltaient contre l'établissement de l'impôt de la gabelle.

Les espagnols s'emparèrent de ce fort en 1791 et il fut repris par les français en 1794.

De Fort-les-Bains, pour se rendre à Montalba, on gravit le Serrat d'En Merle, en suivant les sentiers qui ont été tracés autrefois, sur les ordres du général de Castellane, par les soldats de la garnison du fort. — Du sommet de cette montagne ont jouit d'un magnifique panorama. — On passe ensuite au rocher Castellane, et plus loin on traverse la rivière du Mondony, pour arriver au cirque de Montalba. On peut revenir par les rocs Saint-Sauveur, Belmaigt, Paracols, et les bois qui s'étagent jusqu'au roc d'Annibal, en descendant par les chemins en lacets qui aboutissent derrière le parc de l'hôpital militaire.

Cette promenade dans laquelle on parcourt des sites d'une nature imposante et sauvage, est une des plus intéressantes des environs d'Amélie. Elle exige environ cinq heures.

Excursion à Arles-sur-Tech (4 kilomètres.)

Arles était autrefois la capitale du Vallespir (Vallis Asper); elle est aujourd'hui le chef-lieu de canton d'Amélie et elle a conservé le cachet catalan.

Cette petite ville, qui est le centre commercial de la vallée du Tech, est située dans un joli vallon boisé et pourvu d'eaux très-fraîches.

L'église d'Arles est l'ancienne chapelle d'un couvent de Bénédictins qui fut fondé en 778 et qui, détruit par les Normands en 859, fut ensuite rebâti, vers la fin du ixe siècle, par Wilfred de Velu, comte de Barcelone.

Cette église qui date du xie siècle est jolie et décorée à l'espagnole. La porte est du style Romano-Byzantin. L'intérieur, plus moderne, marque la transition entre l'architecture romane et le style ogival. Le cloître situé derrière l'église est assez délabré. Ses arcades du style de transition retombent sur une double rangée de colonnettes de marbre accouplées, surmontées d'élégants chapiteaux.

Près du portail, en dehors de l'église, on remarque le sarcophage des saints Abdon et Sennen (les patrons de la ville) qui jouit de la réputation de régénérer perpétuellement l'eau qu'on en tire.

Ce phénomène *miraculeux* qu'on a cherché à expliquer par les lois de la capillarité se rattache à la légende suivante :

Vers le ixᵉ siècle, alors qu'une peste horrible désolait le pays, le supérieur des bénédictins, l'abbé Arnulphe, se rendit à Rome pour solliciter du Pape quelques reliques dont la présence put mettre un terme à cette calamité. Le saint Père donna à Arnulphe les restes des saints Abdon et Sennen. Les brigandages qui se commettaient alors sur les routes inspirant des craintes au pieux abbé, il fit confectionner deux barriques à quadruple fond, de telle manière que les reliques étant placées dans le vide ménagé au centre, les deux extrémités des barriques pouvaient être remplies de liquide. Dans l'une de ces futailles on mit de l'eau et dans l'autre du vin. Ces tonneaux furent placés sur un mulet et, partout sur leur passage, les cloches sonnaient d'elles-mêmes. C'est de cette manière que l'abbé d'Arles revint dans son monastère avec les deux corps saints ; et dès son entrée dans la ville, la peste cessa entièrement.

L'eau qui se trouvait dans l'une des barriques fut vidée dans le tombeau, et depuis lors elle s'y régénère perpétuellement.

On peut aller visiter, sur l'une des montagnes des environs d'Arles, une énorme pierre druidique, dite palet de Rolland, et que le preux, d'après la légende, projetait d'une colline à l'autre.

Excursion au gouffre de La Fou (8 kilomètres) et à Corsavy (11 kilomètres.) Ascension du Canigou.

Le gouffre de La Fou est situé à 4 kilomètres d'Arles. C'est une immense échancrure de la montagne de cent cinquante mètres de hauteur, qui présente la forme d'un vaste entonnoir de cinquante mètres de largeur au sommet et de deux ou trois mètres à la base. On entend au sommet le bruit du torrent qui le traverse et qui descend de l'une des cîmes du Canigou.

Ce site sauvage et grandiose est souvent le but d'une course en voiture qui peut se faire en trois heures.

On visite, dans le voisinage de La Fou, la grotte d'En Pey qui renferme de belles stalactites.

Corsavy est un petit village situé sur la croupe du Canigou, à 3 kilomètres de La Fou. On voit dans l'intérieur du village les ruines du château des anciens seigneurs de Corsavy. Plus haut se trouve la tour de Batère, où l'on jouit d'une vue très étendue.

Corsavy possède des forges à la catalane où l'on exploite le minerai des importantes mines de Batère, situées à une altitude de 1,200 mètres.

Ascension du Canigou.

Le sommet du Canigou paraît assez rapproché de Corsavy ; mais les escarpements à franchir sont tellement rapides que l'ascension n'a pas été tentée de ce côté. — Pour passer sur le versant opposé, on suit le chemin de Batère et on parvient, en trois heures, à la mine de fer qui touche au col ; on descend de la mine dans la vallée de Nantilla et on arrive au bout de deux heures à Valmanya où l'on couche. Ce petit village qui est à une altitude de 850 mètres, possède une forge importante et de riches gisements de minerais. Le lendemain, on s'élève, en 6 heures, de Valmanya au sommet du Canigou.

A partir du col de Pardiou, on est obligé de laisser sa monture pour gravir à pied les derniers escarpements du Canigou.

Du sommet du pic le plus élevé du Canigou qui est à une altitude de 2,787 mètres, on a un admirable panorama qui embrasse non-seulement toutes les montagnes du Roussillon avec les vallées du Tech et de la Tet, mais encore la vue de la mer depuis Barcelone jusqu'à Cette, avec les ports d'Agde , de la Nouvelle, de Collioure et de Port-Vendres.

En descendant, on peut gagner Le Vernet en passant par les granges de Cadi et l'abbaye de Saint-Martin du Canigou, ou revenir par le Pla-Guilhem et Prats-de-Molló.

Cette ascension exige au moins deux jours.

Excursions à Prats-de-Molló (23 kilomètres) et à la Preste (30 kilomètres.)

La route de Prats-de-Molló suit le cours du Tech à partir d'Arles. A six kilomètres de cette ville, on laisse à gauche le pont du *Pas-du-Loup* et la route de Saint-Laurent qui lui fait suite. Plus loin on aperçoit, à droite, sur le versant méridional d'un des contreforts du Canigou, le village de Montferrer et les ruines de l'ancien château féodal. Le terroir de ce village produit d'excellentes truffes pouvant rivaliser avec celles du Périgord.

L'église, de style Roman, est bâtie en granit.

On laisse ensuite à gauche la vallée arrosée par le ruisseau de Gualdaras où se trouvent les villages de Serralongue et de La Manère, au milieu de forêts, et les ruines du château de Cabrenç ; puis on traverse le village du Tech et on arrive enfin à Prats-de-Molló.

Cette ville, dont le nom signifie prairie de la frontière, est un chef-lieu de canton. Elle est bâtie en amphithéâtre, sur le penchant d'une montagne, à 798 mètres d'altitude. Elle est dominée par une église qu'un souterrain voûté relie au fort Lagarde, qui a été construit par Vauban pour comprimer une révolte occasionnée par l'impôt sur le sel.

Cette petite ville de guerre, qui est entourée de vieilles murailles gothiques flanquées de tours rondes, garde l'issue des passages assez faciles qui font communiquer la vallée du Tech avec l'Espagne.

On visite dans les environs de Prats-de-Molló l'ermitage de Notre-Dame du Coral, chapelle gothique du XIIIe siècle située à 6 kilomètres de la ville, du côté de La Manère. Dans la direction opposée et à 2 kilomètres de la ville, on peut faire l'ascension de la Tour de Mir, sur une montagne voisine de la frontière (à 1,550 mètres d'altitude), d'où l'on domine une grande étendue de pays.

De Prats on peut également aller visiter l'établissement thermal de La Preste, dont les eaux sulfureuses dégénérées et alcalines sont employées avec beaucoup de succès dans le traitement des affections des voies urinaires. Cet établissement, qui tend à prendre depuis quelques années un grand développement, est situé à 6 kilomètres de Prats-de-Molló, dans une vallée étroite et d'un aspect sauvage.

D'agréables promenades ombragées entourent l'établissement et forment une suite de belvédères. L'une de ces terrasses se prolonge presque jusqu'à la belle grotte d'en Britchot, décorée de stalactites. De La Preste, on peut faire l'ascension du mont Costabona, dont on atteint la cime en trois heures par une montée facile et à travers des pâturages. Du sommet, qui est à 2,465 mètres d'altitude, on domine les deux vallées du Tech et de la Tet.

La flore de cette montagne est très riche ; on trouve au sommet le *Phaca australis*, le *Saxifraga groënlandica*, le *Vicia pyrenaïca*.

Excursions à Saint-Laurent-de-Cerdans (20 kilomètres) et à Coustouges (24 kilomètres).

La route de Saint-Laurent commence au pont du Pas-du-Loup. Elle est tracée sur le flanc de la montagne d'où l'on domine la vallée du Tech dans une grande étendue ; elle traverse de magnifiques châtaigneraies avant d'atteindre Saint-Laurent-de-Cerdans, petite ville industrieuse (fabrique d'espadrilles, forges et clouteries) de 2,000 habitants, située dans un joli vallon arrosé par le torrent de la Quera.

On traverse Saint-Laurent pour aller visiter Coustouges, village situé à quelques centaines de mètres de la frontière et qui aurait été primitivement, d'après certains auteurs, un poste Romain, du nom de Custodia, destiné à recevoir une garnison pour la surveillance de ce passage.

L'église de Coustouges, qui est la plus ancienne du Roussillon, date du neuvième siècle. Elle est remarquable par sa construction massive en pierre de tailles et par les sculptures qui ornent son portail.

On trouve dans les environs de Coustouges quelques plantes rares telles que le *Stachis herculea* à tige carrée, l'*Onosma Echioides*, le *Teucrium pyrenaïcum* et l'*Anthyllis Erinacea*. On remarque également, dans un champ, une quantité d'*hystérolithes*, un des rares fossiles de cette région des Pyrénées.

Excursions au pont de Céret (7 kilomètres), à Céret (8 kilomètres) et au Boulou (16 kilomètres.)

Le pont de Céret est l'un des plus curieux de France. Il se compose d'une seule arche d'une hauteur de 29 mètres et de 45 mètres d'ouverture, qui est remarquable par sa hardiesse. Sa construction remonte à une époque assez ancienne qui n'a pu encore être précisée. Il a été réparé à diverses époques, en 1341 et puis en 1739.

On voit encore les traces de ces restaurations et notamment deux petites arches sur-ajoutées de chaque côté et destinées à le consolider.

Du pont de Céret, on peut aller visiter l'ermitage de Saint-Ferréol qui est situé à 1 kilomètre, au sommet d'un monticule d'où l'on domine toute la plaine jusqu'à la mer.

La petite ville de Céret est située du côté opposé à l'ermitage et à 1 kilomètre du pont. Cette ville, qui n'offre rien de remarquable, est le chef-lieu d'arrondissement.

L'église est de construction moderne. On voit dans

l'intérieur de la ville quelques restes de murailles anciennes qui constituaient autrefois ses fortifications. Les principales rues, qui sont étroites et tortueuses, aboutissent à un boulevard circulaire planté d'abres.

C'est dans cette ville qu'eurent lieu, en 1660, les conférences des commissaires français et espagnols qui étaient chargés de fixer les limites des deux royaumes, en vertu du traité des Pyrénées.

Le Boulou est un petit village situé à la jonction des routes d'Amélie et d'Espagne. On y remarque une église romane du xie siècle dont le portail en marbre blanc est orné de bas-reliefs représentant l'histoire de Jésus-Christ avec les costumes du moyen-âge.

Les environs du Boulou ont été le théâtre de luttes sanglantes entre les Français et les Espagnols, pendant les guerres de la République.

L'établissement de Saint-Martin-de-Fenouillar ou du Boulou, est situé à 1 kilomètre du bourg. Les eaux de cet établissement, qui sont employées principalement dans les affections du foie et de l'estomac, sont alcalines et ferrugineuses et se rapprochent beaucoup par leur composition, des eaux du puits Lardy, de Vichy.

Du Boulou, on peut revenir à Amélie par Maureillas, petite ville connue par ses fabrique de bouchons, et par Céret. Cette route est bordée, en certains endroits, par de beaux chênes-liège.

Excursions au Perthus (22 kilomètres) et en Espagne.

Pour aller au Perthus, on passe à Céret et à Maureillas et on vient rejoindre la route d'Espagne à 1 kilomètre de cette ville. On gravit une côte en limaçon et on laisse à droite d'anciennes fortifications dites Cluses basses, et d'autres un peu plus élevées dites Cluses du milieu ou château des Maures (clusæ Spaniæ, portes d'Espagne). Plus haut on passe à côté du village des Hautes Cluses (l'Écluse par corruption) situé sur l'emplacement d'un troisième fort dont il ne reste que les fondations.

En avançant vers la frontière, on distingue mieux, au sommet d'un pic isolé, le fort de Bellegarde, élevé de 420 mètres, qui domine le village et le passage du Perthus. Le fort, en partie taillé dans le roc, a été construit par Vauban sur l'emplacement d'ouvrages Romains (les trophées de Pompée) modifiés par les Espagnols. Parmi les nombreux faits d'armes dont ses murs ont été témoins, il faut citer celui qui le mit en possession des Francais, en 1794, après quarante jours d'un siège dirigé par le général Dugommier.

Le fort renferme un puits de 64 mètres de profondeur couvert par des casemates à l'épreuve de la bombe.

Du fort, on domine toute la belle plaine d'Ampurdan jusqu'à Figuères.

Le Perthus, ainsi nommé parce qu'il est situé entre deux talus qui forment comme un pertuis pour pénétrer en France ou en Espagne, est situé au pied du fort de Bellegarde. Ce petit village est bâti sur l'extrême lisière de la France ; certaines maisons sont même sur le territoire espagnol. Cette position favorise évidemment son commerce international qui est l'unique ressource de cette population, le territoire étant très restreint et improductif. A la sortie du Perthus et de chaque côté de la route, on voit deux bornes en marbre gris qui indiquent les limites entre la France et l'Espagne.

On visitait il y a quelques années, à quelques mètres de la frontière, le casino de Bellegarde.

Le premier village espagnol est la Junquèra, situé à 7 kilomètres du Perthus, dans un vallon marécageux.

Figuéras ou Figuères, ville de 9,000 habitants, qui est à 12 kilomètres de la Junquère et à 40 kilomètres d'Amélie, est une place forte de premier ordre. Elle est dominée par la citadelle de San-Fernando, l'une des plus belles et des plus fortes d'Espagne.

Excursions à Argelès (36 kilomètres), à Collioure (42 kilomètres), à Port-Vendres (45 kilomètres), à Banyuls (50 kilomètres).

On prend, au Boulou, la route d'Argelès, qui longe les Albères. Cette route laisse à droite Montesquieu, petit

De Port-Vendres on peut aller visiter Banyuls, petite ville industrieuse de 3.000 habitants, bâtie autour d'une anse fréquentée par des caboteurs.

Sa délicieuse situation dans un vallon très fertile et la douceur de son climat y attirent chaque été de nombreux baigneurs.

Cette ville est renommée par ses vins qui sont les plus estimés du Roussillon.

Excursion à Elne (42 kilomètres).

On passe au Boulou, à Saint-Génis et on suit à Saint-André la route de Palau-del-Vidre, petit village qui doit son nom à une ancienne verrerie, et on arrive à Elne après avoir traveré le Tech sur un beau pont métallique de quatre travées.

Elne (2.500 habitants) occupe la place de l'antique cité Illiberis. L'empereur Constantin lui donna depuis le nom de sa mère Hélene qu'elle a gardé. Dévastée par les Maures, brûlée au XIVe siècle par les Français, assiégée, en 1474, par Louis XI auquel elle se rendit, elle perdit, en 1602, son évêché qui fut transféré à Perpignan.

On visite avec intérêt son église cathédrale du XIe siècle, qui a été réparée au XIVe et au XVe siècles.

Une porte ogivale du XIIIe siècle en marbre rouge et

blanc d'un caractère oriental, fait communiquer l'église avec le cloître, construction d'une admirable élégance. Il est tout en marbre blanc et formé de quatre galeries, longues chacune de 16 mètres, composées d'arcades ogivales soutenues par de doubles colonnettes. Les chapiteaux historiés sont ornés de figurines ravissantes dont quelques-unes portent des incrustations de pierres de couleur, notamment dans les yeux. On observe une grande variété de formes dans les colonnes, dont le fût et les chapiteaux offrent un ensemble complet de l'ornementation du moyen-âge, depuis le XIIe siècle jusqu'au XVe.

Le côté occidental de la grande rue d'Elne est encore fermé par d'anciennes murailles flanquées de tours, d'un caractère imposant. Du haut du boulevard du Midi la vue est admirable.

TABLE DES MATIÈRES.

TROISIÈME PARTIE.

ACTION DES EAUX ET APPLICATIONS THÉRAPEUTIQUES.

APENDICE HISTORIQUE

ET TOPOGRAPHIQUE D'AMÉLIE-LES-BAINS ET DE SES ENVIRONS.

9 782019 631536